汉竹编著·健康爱家系列

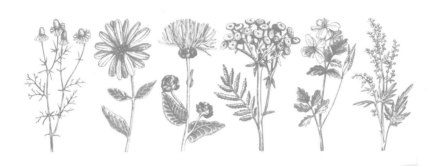

老中医 四季药膳 武建设 主编

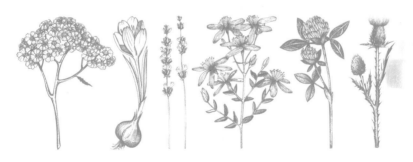

江苏凤凰科学技术出版社

全国百佳图书出版单位

·南京·

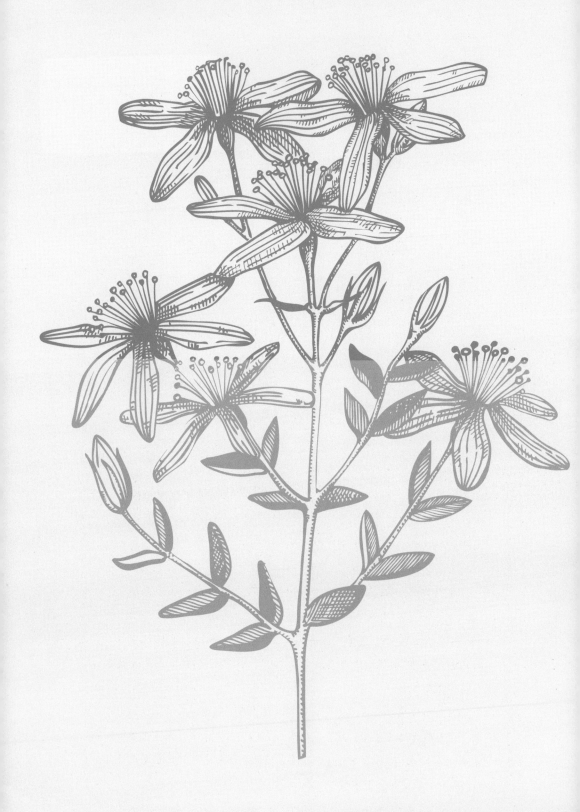

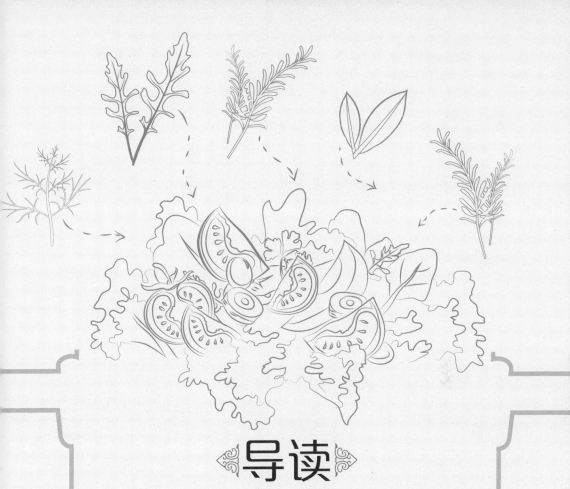

导读

　　药膳是中医学的一个重要组成部分，以药材和食材为原料，经过烹饪加工制成一种具有食疗作用的膳食。它是中国传统的医学知识与烹调经验相结合的产物，且"寓医于食"，既将药物作为食物，又将食物赋以药用，药借食力，食助药威；既具有营养价值，又可防病治病、保健强身、延年益寿。

　　本书重点介绍了因时而异的药膳食用原则，结合春、夏、秋、冬二十四节气的气候特点和人们的饮食习惯，按照不同节气分门别类，精选药膳食疗养生方，详解方剂组成原料、制法及其功效应用。此外还有一些养生小贴士、节气小知识，让您在养生之余了解更多中国传统文化。

　　另外，本书还从不同体质、不同人群出发，精选专属药膳，从中医角度阐述药膳养生原理，另有食材知识介绍，内容丰富。拥有这本书，你可以为家人、为自己做一道色、香、味俱佳的应季药膳，享受美味的同时还能收获健康，一举两得。

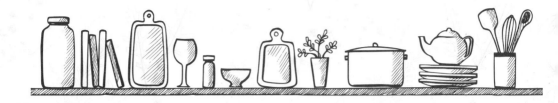

药膳食疗注意事项

　　药膳食疗在我国有着悠久的历史，一直被中医所提倡，也颇受大众喜爱。药膳食疗不仅和药物疗法大有不同，也与普通膳食有很大差别。作为加了中药的膳食，药膳在药性、配伍等方面要特别注意。

1. 因人而异

　　药膳有一定的辅助治疗作用，但个人体质情况不一，最好在医生指导下，根据自身体质情况配制用药量，且食用量也应有一定的限制，除标明"随意使用"者外，一般均不宜过量食用。

2. 把握好量

　　药膳大多为单份烹制，一次性食用，因此要把握好其配料中各种药物和食物的使用量，避免影响功效。

3. 种类勿杂

　　每一种食疗方都有其一定的适用范围，若进食种类过多过杂，药物间相互作用，不仅起不到应有的养生和治疗功效，还可能产生不良后果。因此，药膳也不能随意滥用，需讲究药材与食材合理搭配。

4. 切忌滥补

　　食补是中医治疗的一种，其最终目的是使人身体健康。因此，对于健康的人来说，进补不一定要用药，适当锻炼、保持心态良好、均衡饮食等都可以起到"补"的作用。

药膳的类型

按形态可分为：流态、半流态、固态。

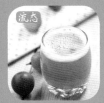
汁类

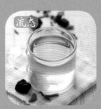
饮类

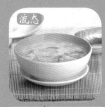
汤类

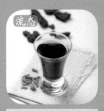
酒类

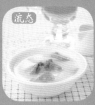
羹类

膏类

粥类

糊类

饭食类

糖果类

粉散类

按制作方法可分为：

炖类、焖类、煨类、蒸类、煮类、熬类、炒类、熘类、卤类、烧类、炸类等。

按功用可分为：

养生保健延寿类、祛邪治病类、疾病康复类、美容养发等。

按滋补形式可分为：

平补、清补、温补、峻补。

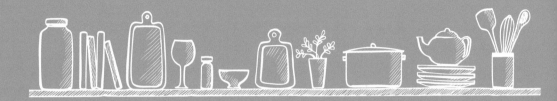

中医养生如何治未病

　　治未病是中医特有的观念，其最早见于《黄帝内经》中"上工治未病，不治已病，此之谓也"，意思是采取相应的措施，来防治疾病的发展。其中心思想为未病先防、既病防变、已变防渐。其中，未病先防是指防患于未然，强调养生，预防疾病的发生；既病防变是指患病之后防其传变，强调早期诊断和早期治疗，及时控制疾病的发展和演变；已变防渐是指愈后防止疾病的复发及治愈后遗症。

　　中医养生包括形神共养、协调阴阳、顺应自然、饮食调养、谨慎起居、和调脏腑、通畅经络、节欲保精、益气调息、动静适宜等一系列养生原则，而协调阴阳是其核心思想。当一个人身体达到"阴平阳秘"的时候，就是平和、健康的。

药膳治未病

1. 养正御邪

　　药膳可养护正气，抵御外邪，提高机体的抗病能力。中医认为，生病的过程就是人身体中的正气和邪气抗争的过程。一旦正气抵抗不住邪气，人就会生病；如果正气很强盛，人就会少病或无病。正如《黄帝内经》所言："正气存内，邪不可干。"中医养生要把握两方面，一是避免或减少邪气对人体的危害；二是培养和维护人体中的正气。药膳对人体具有调理作用，合理安排药膳饮食，可保证机体脏腑的功能。而且药膳能够发挥某些食物的特异性作用，从而达到预防疾病的目的，如葱白、生姜、香菜可预防感冒，绿豆可防暑，山楂可降脂，大蒜能防治呼吸道和胃肠感染等。

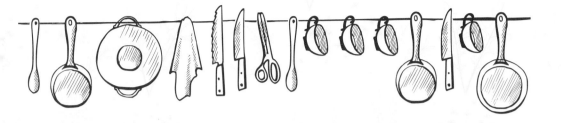

2. 未病先防

　　药膳中的食物多取自天然植物、动物等，符合中医取材自然、顺应自然的原理。药膳能结合食物的寒、热、温、凉和酸、苦、甘、辛、咸这四气五味来调理气血失调及阴阳失衡，从而提高脏腑抵御外邪的能力。药膳进补要分清体质，不同体质的人要讲究不同的进补原则，如阴虚体质的人可以食用首乌鸡块、花生仁猪骨汤、百合粉粥、银耳羹等来补阴；阳虚体质的人可以吃韭菜炒鲜虾、牛肾粥等来补阳。只有合理食用药膳，才能未病先防，达到养生的目的。

3. 既病防变

　　疾病的发展都有规律可循，根据其传变规律，施以针对性的防治措施，可防止疾病的发展及扩散。药膳作为重要的辅助疗法，在防止疾病的传变方面有重要意义。运用药膳可以激发脏腑机能的防御能力，防止疾病的进一步发展。如患者在感受温热病邪时，服用养阴生津之品，如二参粥、沙参玉竹粥、梨汁粥、橄榄茶、牛奶滋补粥等，可防止发生肺肾阴虚或肝肾阴虚之变。

4. 已变防渐

　　近年来，慢性病的患病概率不断增加，部分疾病的复发率也越来越高。而食用药膳对于缓解病情和防止疾病复发有显著疗效。如丹参粥、首乌大枣汤、桑葚茶等可以防治高血压、心绞痛、中风等疾病的再次发作；当归生姜羊肉汤可缓解妇女产后恶露不净、腹中绞痛等症状。

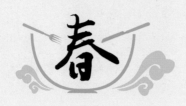

第一章 四季滋补药膳

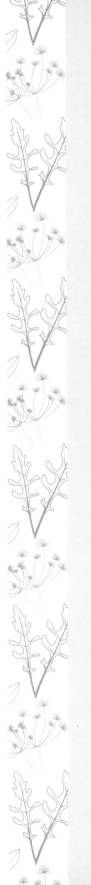

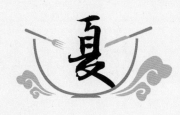

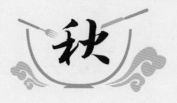

秋

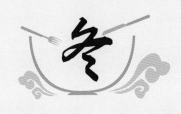

冬

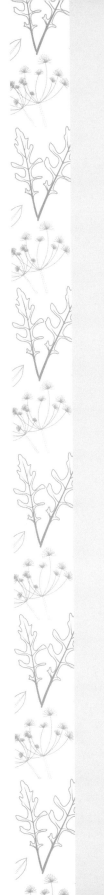

第二章 暖心药膳，守护全家健康

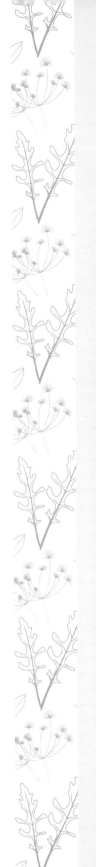

第三章 你的专属药膳

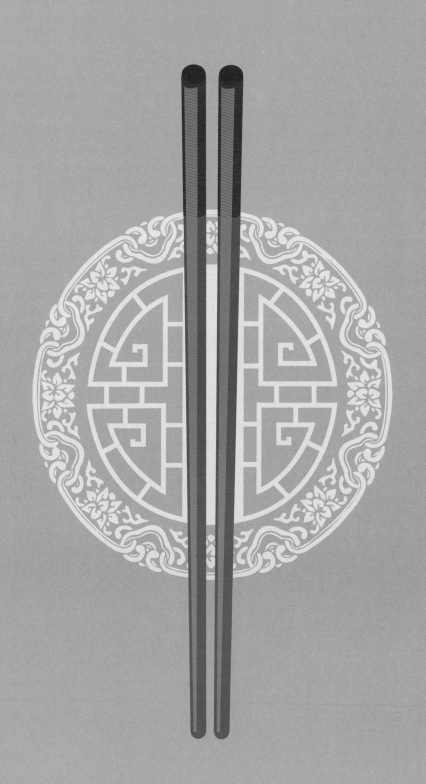

第一章

四季滋补药膳

四季的更迭、阴阳寒热的变化，都会影响人的生命活动。欲得安康，必须依照自然界周期性的变化做出相应的调节。春养肝，夏养心，秋养肺，冬养肾。合于时节的饮食习惯可使体内的运化与外在大自然的节气变化相互辉映、相辅相成，达到事半功倍的养生效果。

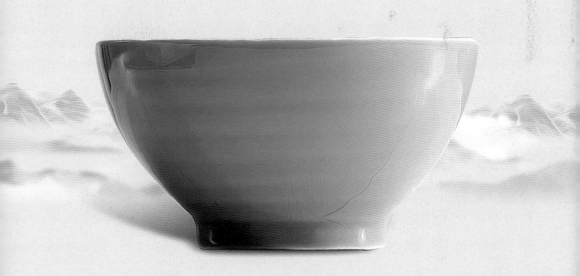

立春

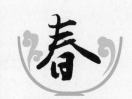

春笋富含微量元素和维生素，常食用可促进消化、防止便秘。花椒有增强食欲、温中行气、散寒除湿、杀虫止痛等功效。

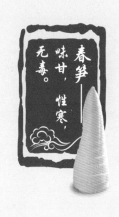

春笋味甘，性寒，无毒。

春
花椒拌春笋

原料:

春笋 200 克

干花椒粒 5 克

盐、醋、酱油各适量

做法:

春笋洗净，剥除硬壳，切条备用；锅中加水烧开，把切好的笋条倒入锅中焯煮至断生，捞出迅速过凉开水，控干水放碗中备用。油锅烧热，放入花椒粒，小火炸出香味，再放入盐、醋、酱油搅拌均匀，最后浇在春笋上即可。

老中医说:

春天是春笋大量上市的季节，其味道清淡鲜嫩，营养丰富，被誉为"菜王"，是高蛋白、低脂肪、低淀粉、高膳食纤维的营养美食。春笋具有清热化痰、益气和胃、缓解消渴、利水道、利膈爽胃等功效。春笋虽然营养价值高，但患有胃肠道疾病者不宜多吃。过敏性哮喘、过敏性鼻炎、过敏性皮炎、荨麻疹患者亦要慎食，避免诱发过敏。

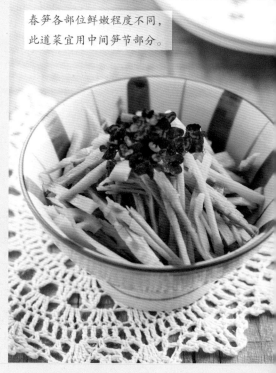

春笋各部位鲜嫩程度不同，此道菜宜用中间笋节部分。

春笋底部笋肉偏白，口感较老，适宜煲汤；中间笋节紧密，口感脆，适合炒菜；头部笋尖最鲜嫩，口感也最好。

韭菜炒核桃仁

韭菜种子和叶
可补肾固阳

核桃仁可降低胆固醇含量，防止动脉硬化，并能润肺、乌发、润燥、滑肠。

韭菜含有维生素、烟酸、胡萝卜素及矿物质，并含有丰富的纤维素，可净化血液、补肾温阳、益肝健胃、行气理血、润肠通便。

原料：

韭菜 100 克
核桃仁 100 克
盐适量

做法：

核桃仁用油炸黄备用；韭菜洗净，切成段。油锅烧热，放入韭菜段与核桃仁一起翻炒 2~3 分钟，最后调入盐即可。

老中医说：

立春时节，人身体中的阳气和刚发的芽儿一样渐升，但依旧很脆弱。人们可以借助一些"升发之物"来提升体内的阳气，可选韭菜。早春之韭鲜嫩碧绿，清香馥郁，是"升发"阳气的好菜品。民俗说"一月葱，二月韭""春日佳蔬韭为先"，说明春天的韭菜最好吃。但胃肠不适者、眼疾患者不适宜吃韭菜。

立春的养生建议

《黄帝内经》曰："春夏养阳，秋冬养阴。"立春是人体阳气开始升发的时候，阳气弥足珍贵，需要被呵护，才好渐旺盛。我国自古以来，立春之日有食春饼与生菜之俗。饼与生菜以盘装之，即称为春盘，春盘也称辛盘、五辛盘。五辛盘中的五辛一般指大蒜、小蒜、韭菜、小油菜、香菜五种蔬菜，食之以发五脏之气。

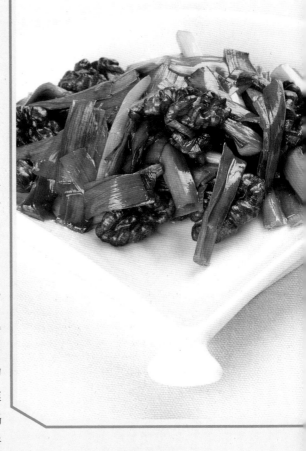

核桃仁也可先过热水烫掉皮再炸至黄色。

黑芝麻拌菠菜

益气活血，刺激肠胃蠕动，
还可乌发、减肥、增强体质。

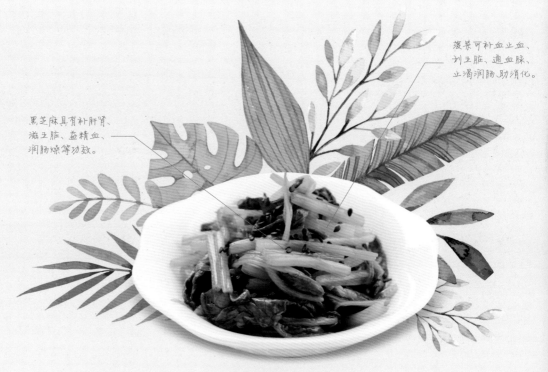

菠菜可补血止血、
利五脏、通血脉、
止渴润肠、助消化。

黑芝麻具有补肝肾、
滋五脏、益精血、
润肠燥等功效。

菠菜焯水后，
可去除部分草酸。

原料及做法

香气扑鼻，
制作简单。

菠菜富含多种营养素，
有"营养模范生"之称。

原料：
菠菜 200 克
黑芝麻1 大匙
盐、香油、醋、白糖各适量

做法：
　　黑芝麻入锅中炒香备用；菠菜洗净切大段。锅中放入适量水和盐，烧滚后放入菠菜焯熟，捞出过凉水沥干，用手将菠菜稍攥出水，装盘。最后放入黑芝麻、盐、香油、醋、白糖，将菠菜拌匀即可。

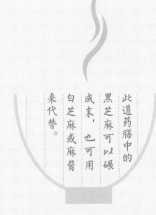

此道药膳中的黑芝麻可以碾成末，也可用白芝麻或麻酱来代替。

春天在五行中属木。而人体五脏中的肝也属木。中医认为，春天是肝旺之时，适合养肝。春季的菠菜较好吃，不仅营养美味，而且有很好的养肝、滋阴、补阳的功效。这道黑芝麻拌菠菜，用应季食材制成，美味又养生。

老中医说

饮食应时，
最助养生。

所谓"养"，即保养、调养、补养之意；所谓"生"，即生命、生存、生长之意。

　　中医养生学认为，人生于天地之间、宇宙之中，一切生命活动与大自然息息相关，这就是"天人相应"的整体观。据汉代崔寔《四民月令》一书记载，我国很早就有"立春日食生菜……取迎新之意"的饮食习俗。春天的菠菜根红叶绿，鲜嫩异常，非常可口，可解毒、防春燥。

立春养生

立春，寒尽春来。

"立"是开始的意思，"春"表示万物有生气。

　　立春象征着春天的开始，气温回升，万物复苏，大地回春。立春之日，中国有"咬春"的习俗，即要吃一些春天的新鲜蔬菜，意在迎接新春、保健防病。"咬春"所食之物最好是具有辛甘发散特质的食物。立春时节尽管天气回暖，但依旧春寒料峭，要特别注意防寒，不要过早减少衣物。

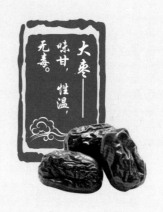

大枣——味甘，性温，无毒。

杂豆糯米粥

黑豆所含的不饱和脂肪酸，可降低胆固醇，降低血液黏稠度，预防心血管疾病。

花生仁可止咳化痰、润肠通便、增强记忆力、抗衰老。

雨水

原料：

花生仁、糯米、核桃、黄豆、黑豆、大枣各适量

做法：

大枣洗净，去核，切片；核桃去核；黑豆、黄豆洗净；花生仁、糯米淘洗干净。将所有原料一块放入锅内，加入适量水，小火煲熟即可。

节气小知识：

雨水时节，虽然天气回暖，但冷空气活动频繁，是一年中寒流较多的季节，且降雨很容易造成气温骤降，出现"倒春寒"。若不注意保暖，容易阳气外泄，湿寒之气趁机侵入，极易伤及骨关节。在这种天气条件下，饮食应相对平和，可适当吃些温性的甜食。

可根据个人口味加红糖或冰糖调节甜度。

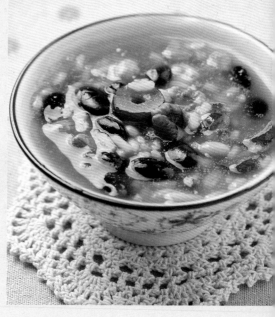

大枣是一味中药材，可补中益气、养血安神，其维生素 C 的含量非常丰富。

小米枸杞子粥

健脾养胃
益精明目

小米是「五谷之一」，可单独煮粥，也可加桂圆、大枣、枸杞子、红糖等一起熬煮。注意淘洗时不要用手搓，忌长时间浸泡或用热水淘洗，以免营养流失。

枸杞子是药食两用食材，味甘，性平，可以滋补肝肾、益精明目。

雨水的养生建议

春季肝气旺盛，肝木易克脾土，养生不当容易损伤脾脏，从而导致脾胃功能下降，故雨水前后应当着重养护脾脏。平时可多吃些诸如鲫鱼、胡萝卜、山药、小米等滋补食物，以达到健脾的目的。小米不仅可食用，入药亦有清热、除湿、滋阴、补脾肾、和肠胃、利小便、治水泻等功效。

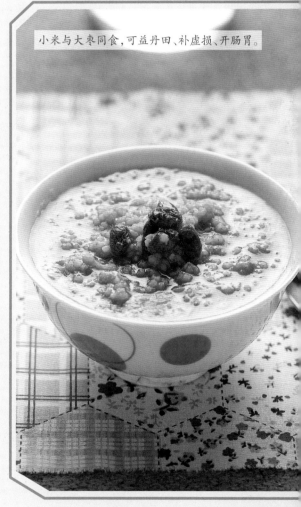

小米与大枣同食，可益丹田、补虚损、开肠胃。

原料：

小米 50 克
枸杞子适量

做法：

小米、枸杞子分别洗净。锅中放适量水烧开后加入小米，搅拌一下防止粘锅底，待米烂粥稠时，将枸杞子放入锅中稍煮片刻即可关火出锅。

食材小知识：

小米中含有多种维生素、氨基酸、脂肪和碳水化合物，还含有胡萝卜素和维生素 B_1。其丰富的营养价值，对于体弱的老人和产妇来说，是春季非常理想的滋补佳品，小米粥还具有"代参汤"的美称。

雨水 山药 薏米粥

清补脾肺、甘润益阴，适用于脾肺气阴亏损、午后低热等症。

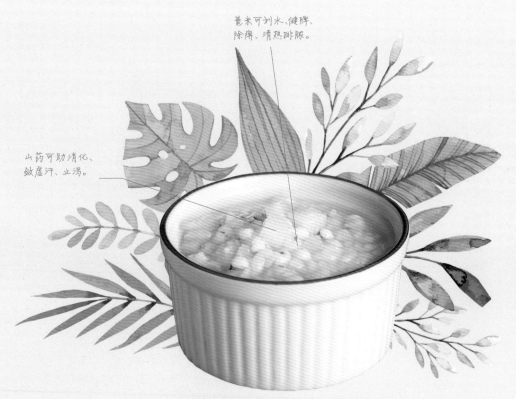

薏米可利水、健脾、除痹、清热排脓。

山药可助消化、敛虚汗、止泻。

此粥加芡实同食，补脾除湿效果更强。

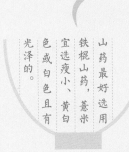

养生离不开药膳，药膳的食材以当季食材为最佳，根据时节挑选食材，顺应自然，身体可达到平衡状态。春天喝粥，胜似补药。山药薏米粥作为一道传统药膳，有滋肾益精、健脾益气的功效。

光泽的。

铁棍山药，薏米宜选瘦小、黄白色或白色且有

山药最好选用

原料及做法

传统药膳，
鲜甜绵软。

成人吃了滋阴补阳，
孩子吃了强健体魄。

原料：
山药 100 克　糯米 50 克
薏米 50 克

做法：
　　山药去皮，洗净，切块；糯米洗净；薏米洗净，泡 12 小时。将糯米、薏米、山药一起放进锅内，加适量水，煮至软烂即可。

老中医说

湿气通于脾。

脾胃为后天之本，
亦是气血生化之源。

　　雨水时节，人体的肝阳、肝火、肝风会随着春季的阳气升发而上升，容易"肝强脾弱"，湿邪留恋，难以祛除。唐代著名医学家孙思邈在《千金要方》中提出"春时宜食粥"，主料可选择用赤小豆、薏米等利湿食材。孙思邈还

指出，春天饮食应"省酸增甘，以养脾气"，意思是说春天人们要多吃甘味食物，以补养人体的脾胃之气，所以煮粥时可以添加山药、大枣等甘味的辅料。

雨水养生

雨水，
降水增多。

湿气渐生，
春寒料峭需保暖。

　　春季万物始生，需要雨水的滋润。随着天气渐渐回暖，冰雪融化，空气湿润，降水量逐渐增多。此天气容易引发感冒，下半身更要注意保暖。天气转暖后花朵齐放，柳絮飞扬，过敏体质的人要注意预防花粉症、过敏性鼻炎和过敏性哮喘。

菊花雪梨汤

菊花可以清热、解暑、明目，也可以降火、降血压等。雪梨有清心润肺的功效，还可以降血压、清热、润燥、醒酒、利尿。

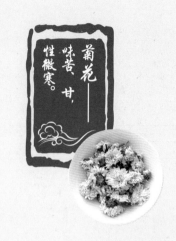

菊花味苦、甘，性微寒。

原料：

雪梨 1 个
菊花 5 朵
冰糖适量

做法：

雪梨洗净，去皮，切块；菊花洗净。锅中加水，把雪梨块和菊花、冰糖一起放入，大火烧开后转小火煮 15 分钟，盛出晾至微温即可食用。

食材小知识：

惊蛰日吃梨是北方的民间习俗，"梨"与"离"谐音，寓意是远离害虫，获得丰收；远离疾病，获得健康。《本草纲目》认为梨能"润肺凉心、消痰降火、解毒疮和酒毒"。惊蛰时节，乍暖还寒，易患呼吸系统疾病。梨性寒、味甘，食之可生津润肺、止咳化痰，而且梨富含果酸、铁、维生素等，营养丰富。

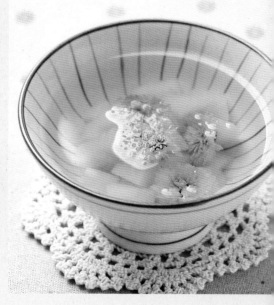

可加点枸杞子，对眼睛有益。

菊花自古就被誉为花中四君子之一，我国自古有重阳节赏菊和喝菊花酒的习俗；古神话中，菊花有吉祥、长寿的含义。

枇杷陈皮汤

润肺清热
止咳化痰

枇杷叶具有润肺化痰、止咳的功效；陈皮具有理气燥湿、化痰止咳、健脾和胃的功效。将枇杷叶与陈皮放一起食用可防治胸闷咳嗽，有润肺止咳、滋养润燥的功效。

惊蛰的养生建议

惊蛰时节阳气渐升，养生应顺乎阳气升发、万物始生的特点，使自身的精神、情志、气血也如春日一样舒展畅达、生机盎然。《黄帝内经·素问》有言："夜卧早起，广步于庭。披发缓形，以使志生。"意思是要晚睡早起，信步从容，可以使精神愉悦、身体健康。

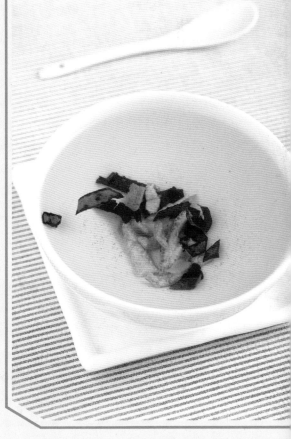

陈皮以广东江门新会所产的"广陈皮"且存期足三年或以上者入药效果更佳。

原料：

枇杷叶 6 克
陈皮 10 克
蜂蜜适量

做法：

枇杷叶洗净；陈皮洗净，撕成条。将枇杷叶和陈皮放入砂锅中，加适量水，大火煮沸后转小火煲 15 分钟，待汤晾至微温，加蜂蜜调味即可。

食材小知识：

春季易上火，生痰，黄澄澄的枇杷，是止咳润肺的佳品。除了鲜吃外，枇杷肉还可制成糖水罐头或用来酿酒。枇杷叶是中药的一种，枇杷叶晒干入药，有清肺热、降气化痰的功效。

惊蛰

枸杞子
雪梨酒酿汤

滋阴润燥，
适宜春秋食用。

枸杞子具有滋补肝肾、
益精明目的功效。

雪梨可润肺清
燥、止咳化痰、
养血生肌。

酒酿可益气、生津、
活血、散结、消肿。

酒酿本身带甜味，可少加或不加白糖，
吃糖太多不利于健康。

古代用五谷熬煮成汤液以滋养五脏，或将五谷发酵制成酒酿，作为治疗用的药剂。酒酿富含碳水化合物、氨基酸、维生素、微量元素等，有通血活络、温中和胃、提神解乏之功效。孕妇适量食用可利水消肿，哺乳期妇女适量食用可通利乳汁。

最好选用老酒酿，购买时注意观察玻璃罐中的米，米中央洞大的较老。

原料及做法

简单易做，家中可试。

酒酿即米酒，用糯米或大米为原料，经过酒曲发酵而成。

原料：

雪梨 1 个

枸杞子、白糖、水淀粉、酒酿各适量

做法：

将雪梨去皮切块，枸杞子洗净。锅中加适量水，放入雪梨块、枸杞子、酒酿、白糖搅拌均匀，大火将水烧开后加入水淀粉，搅拌至汤浓稠即可。

老中医说

民以食为天。

治病当论药功，养病方可食补，药补不如食补。

中医认为："五谷为养，五果为助，五畜为益，五菜为充，气味和而服之，以补益精气。"五谷发酵的酒酿，味甘、辛，性温，可补气养血助运化。人们还常以酒酿搭配鸡蛋做汤，惊蛰时节服之，可助阳祛寒。此外，酒酿蛋由于营养容易被人体吸收，成为很多产妇和大病初愈者补气养血的佳品。

惊蛰养生

惊蛰时，蛰虫惊醒。

惊蛰三候：
一候桃始华；
二候仓庚鸣；
三候鹰化为鸠。

惊蛰时节，天气转暖，各种病毒和细菌也活跃起来，此时要做好流行性疾病的预防工作，可以吃大葱、蒜等有助杀菌的食材。同时还宜在阳光中散步缓行，舒展腰身四肢，适当运动。俗话说"惊蛰过，百虫苏"，惊蛰过后蛇鼠虫蚁开始活动，此时可点燃艾草熏屋内外，或在墙角四周撒生石灰来驱虫。

山药鸡汤

此汤可健脾、补肠胃、补肺、益肾、补虚。适用于脾虚泄泻、久痢、虚劳咳嗽、小便频等症。

此汤不可多食，以免进补过度。

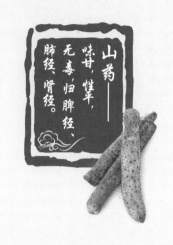

山药——味甘、性平，无毒，归脾经、肺经、肾经。

原料：

鸡腿1个
山药200克
胡萝卜50克
枸杞子5克
盐适量

做法：

鸡腿洗净，放入沸水中氽烫；山药去皮，洗净，切片；胡萝卜洗净，切片；枸杞子在水中浸泡。锅内放入鸡腿、胡萝卜片和适量水煮一会儿，再放入山药片同煮，待全部食材煮熟后放入枸杞子稍煮，加盐调味即可。

节气小知识：

春分与惊蛰同属仲春，此时肝气旺、肾气微，故在饮食方面要减酸增辛，以助肾补肝。酸味入肝，若酸味太过，肝气过旺，则会伤及脾，因脾与胃相连，脾不好会妨碍胃对食物的消化吸收；而甘味入脾，补脾气的同时又有助于补肝气，故宜多吃一些甘味食物，如大枣、蜂蜜等。此外，除了汤饮，菊花茶、金银花茶等也是春季佳饮。

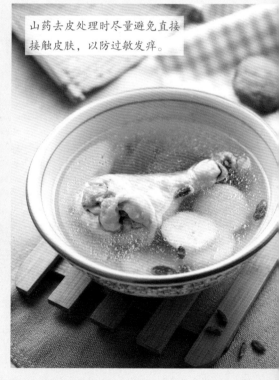

山药去皮处理时尽量避免直接接触皮肤，以防过敏发痒。

煲汤中途不要加凉水，否则汤水温度突然下降，会导致鸡肉里的蛋白质凝固，不能充分溶解于水，影响汤的口感。

樱桃桂圆甜汤

樱桃补铁
抗贫血

樱桃性温，味甘、微酸，其铁含量高，具有补中益气、补血养颜、健脾开胃、祛风除湿的功效。

桂圆又称龙眼，有壮阳益气、补益心脾、养血安神、润肤美容等功效。

春分养生建议

春分时节是非感染性疾病的高发期，如高血压、月经失调、痔疮及过敏性疾病等，膳食调理原则上忌大寒、大热的饮食，宜保持寒热均衡。生活中穿衣可选上薄下厚的形式，以散去冬天潜伏的寒邪。中医建议每天按摩风池穴30次左右，可平肝息风、祛风解毒；也可每天按摩风市穴1~3分钟，以抵御风邪。

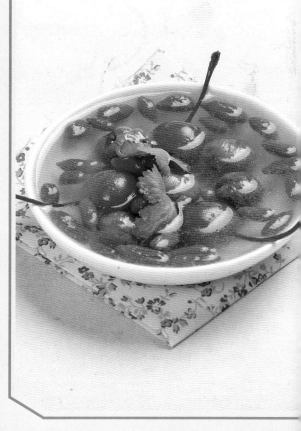

此汤有助缓解缺铁性贫血。

原料：

樱桃 30 克

桂圆 30 克

枸杞子 15 克

白糖、香菜叶各适量

做法：

樱桃、枸杞子分别洗净；桂圆去壳，取出桂圆肉。将樱桃、桂圆肉和枸杞子一同放入锅内，加水煎煮20分钟，最后加白糖调味，撒上香菜叶即可。

食材小知识：

樱桃铁元素含量高，富含多种维生素，属于营养价值高的水果之一，被称为"春果第一枝"。春天吃樱桃可发汗、益气、祛风。需要注意的是，樱桃属火，属于热性水果，不可多食，阴虚体质、肾功能不全、便秘者更应少食或不食。

燕窝大枣粥

此粥具有补肺养阴、镇咳止血的功效，往往用于缓解肺结核咯血、支气管炎、肺气肿等症。年老体弱之人服用此粥有益气强身之功用；女性食之可美容养颜。

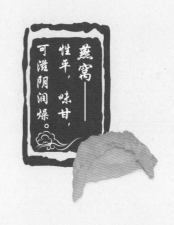

燕窝性平，味甘，可滋阴润燥。

原料：

燕窝 1 盏
大枣 3 颗
大米 100 克

做法：

燕窝用冷水浸泡 5 个小时左右，泡发后冲洗干净，用镊子去掉燕毛，用手撕成条状；大米和大枣分别洗净。锅中放入大米和适量水，煮至米微熟，再放入燕窝和大枣煮 30 分钟即可。

老中医说：

春天是疾病复发的季节，俗话说"百草回芽，百病发作"，尤其是病菌、花粉、粉尘等，容易对肺部产生侵害，而且春季多风，空气较干燥，容易上火，皮肤也容易缺水，所以这时候用燕窝滋补尤为恰当。燕窝含有丰富的营养物质，能够补充身体所缺能量。

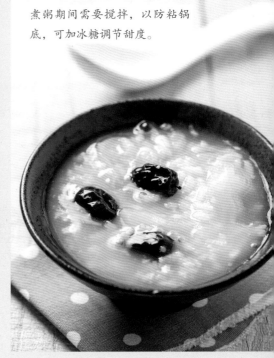

煮粥期间需要搅拌，以防粘锅底，可加冰糖调节甜度。

泡发燕窝是一门学问，燕窝品种、季节、湿度、室温、水温，甚至早晚的不同，泡发出的燕窝都会大不一样。

桂花紫山药

补脾养胃
助消化

桂花淡黄色，芳香，可制作糕点、糖果，还可酿酒。这里的紫山药是用紫甘蓝汁把白山药调成的紫色，不仅颜色好看，而且营养丰富，富含多种维生素，具有补脾养胃、助消化的功效。

春分宜预防春困

春分日左右易出现"春困"，此现象是人体生理机能随季节变化而做出的相应调节。消除春困最好的方法不是多睡，而是锻炼，多做一些有氧运动如慢跑、瑜伽、太极拳等，可以加快人体新陈代谢，增强免疫力，加快脑部血液循环，即可有效防止春困。另外，还要注意御寒，养阳敛阴，并积极预防呼吸系统和消化系统疾病的发生。

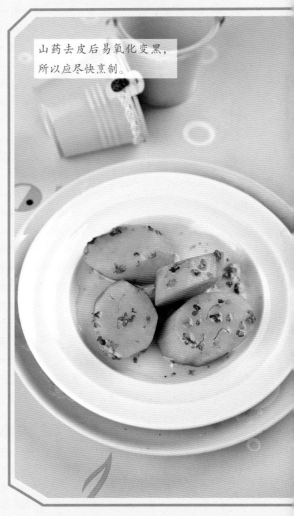

山药去皮后易氧化变黑，所以应尽快烹制。

原料：
山药 50 克
紫甘蓝 40 克
糖桂花适量

做法：
山药洗净，上蒸锅蒸熟，晾凉去皮，斜刀切块；紫甘蓝洗净切碎，用榨汁机榨成汁。将山药在紫甘蓝汁里浸泡 1 小时至均匀上色，浇上糖桂花即可。

节气小知识：
春季干燥，容易上火，桂花搭配山药进食，不仅能缓解身体不适，调养身体，还能为春季餐桌增添色彩。春分日，民间还有进食汤圆的习俗，可以补充身体热能。另外，山药去皮时容易引起皮肤过敏，建议戴上手套。

清明

菠菜核桃仁

菠菜可养血止血、敛阴润燥、通肠导便，还可抗衰老，增强抗病能力。核桃仁可补虚强体、健脑防老、降低胆固醇、防癌抗癌。

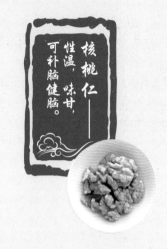

核桃仁——性温，味甘，可补脑健脑。

原料：

菠菜 200 克

核桃仁 50 克

枸杞子 5 克

芝麻酱、盐、香油、醋各适量

做法：

菠菜洗净，焯水后过凉水；核桃仁掰成小块；枸杞子洗净，煮软。将这三种食材共同放入碗中，加入盐、香油、醋调味，最后淋上芝麻酱搅拌均匀即可。

食材小知识：

春季是心脏病发作的高峰期，此时气温起伏不定，温差较大，所以心血管疾病发生概率较高。菠菜富含的营养物质，可保护我们的心脏，增强抵抗力，延缓衰老。菠菜为春季应时蔬菜，多吃菠菜还能缓解因为肝阴不足而导致的高血压、头晕等症状。但肾结石患者、脾胃虚寒者不宜过多食用菠菜，尤其不建议和海鲜、豆制品同食，避免引起不适。

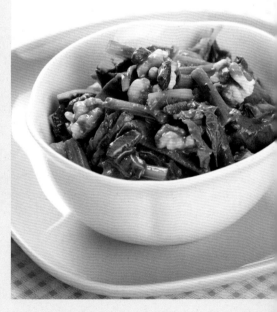

菠菜根有很好的食疗作用，择洗时不要丢弃。

核桃仁为胡桃的种子，药用可以温肺补肾、定喘润肠，可缓解肾虚腰痛、脚软、虚寒喘咳、大便燥结等症。

车前子田螺汤

清热祛湿
利尿通淋

车前子性寒、味甘，有清热利尿、渗湿止泻的功效，可以用于治疗小便不利、淋浊带下、水肿胀满、暑湿泻痢等症。田螺可泻热明目、利水消肿、解暑止渴、解毒醒酒。

原料：

车前子10克
田螺100克
大枣2颗
盐适量

做法：

车前子洗净；大枣洗净去核；田螺放水中养2~3天，排尽废物洗净。车前子、大枣和田螺放入砂锅中，加入适量水，大火煮沸后转小火煲40分钟，最后加盐调味即可。

食材小知识：

清明时节，我国有些地方有吃田螺的习惯。此时的田螺尚未因繁殖而消耗精华，最为肥壮，素有"盘中明珠"的美誉，正是食用的最佳时节。田螺不仅是佳肴，而且有养生治病之效，尤其适宜黄疸、水肿、小便不通之人。

清明养生建议

清明外出时，尽量少去人口密集之地。饮食上要多吃滋肝养肺食物，如荠菜、菠菜、山药等，还可适当饮些菊花茶。此外，平时喜欢运动的朋友，可以慢跑，春天慢跑不会出很多汗，身体清爽不寒冷。对于中老年人来说，慢跑还可预防肌肉萎缩、防治冠心病、高血压等，增强体质，提高免疫力。

田螺性寒，脾胃虚寒者、风寒感冒者、女性经期及产妇忌食田螺。

五谷粥

清明

益肝健脾、和胃滑肠、
除烦祛湿、温阳补虚。

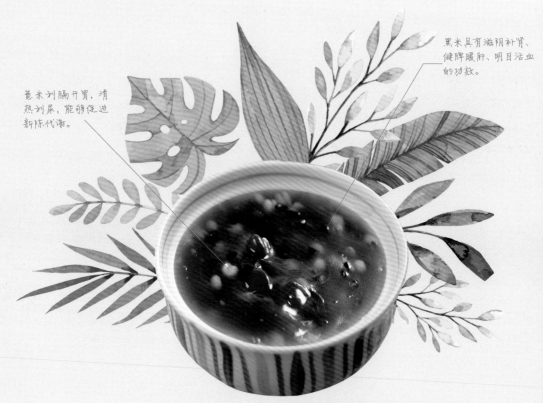

黑米具有滋阴补肾、
健脾暖肝、明目活血
的功效。

薏米利膈开胃，清
热利尿，能够促进
新陈代谢。

加入大米，既能使粥黏稠润滑，
又缓和了杂粮粗糙的口感。

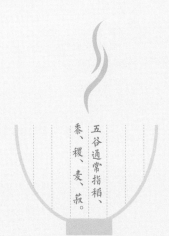

五谷通常指稻、黍、稷、麦、菽。

稻俗称水稻、大米；黍俗称黄米；稷又称粟，俗称小米；麦俗称小麦，制作面粉用；菽为豆类的总称。此粥所用皆为甘物，春季养生宜多食。

原料及做法

黏稠软烂，老幼皆宜。

结合体质、气候，适当调节杂粮种类，一年四季，均可食用。

原料：

荞麦 10 克	脱皮绿豆 10 克
薏米 10 克	糙米 10 克
黑米 10 克	赤小豆 10 克
芡实 10 克	麦仁 10 克
桂圆 5 个	大米 50 克

做法：

荞麦、薏米、黑米、芡实、脱皮绿豆、糙米、赤小豆、麦仁洗净后泡在水中 2 小时；桂圆去壳取肉；大米洗净备用。将上述食材一起入锅，加水焖煮，煮至豆烂米熟即可。

吃五谷杂粮，补益五脏。

小米养脾，大米润肺，小麦养心，高粱养肝，豆类养肾。

中医认为"五谷为养"，常吃五谷杂粮，有补益精气的作用。人体精气充足，气血调和，自然神清气爽，百病皆消。一道浓浓的五谷粥，堪称春季养肝补虚之必备品。同时要注意，不能过多或只进食粗粮，否则容易造成营养不良，"粗粮细作"就是一种非常好的膳食结构。不过有肠胃病的人要避免吃太多荞麦类和豆类粗粮，以免胀气。

清明，寒冬远高。

天清气朗，万物生长，一切清洁明净，谓之"清明"。

清明前后，春光正好，宜多去户外运动。可去踏青，接触自然，沐浴阳光，呼吸新鲜空气，舒张筋骨，通过采纳自然之气来补充自身之阳气，有利于自身阳气的升发。古人在清明时除扫墓、踏青外，还会进行蹴鞠、打马球、荡秋千、放风筝等活动。但注意运动要适度，心脏病、高血压、慢性气管炎患者不要逞强登山。

谷雨

天麻川芎雨前茶

此茶祛风止痛，可缓解头痛。雨前茶富含多种维生素和氨基酸，可清火祛病、健牙护齿。

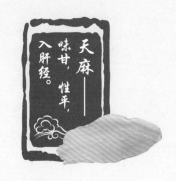

天麻——味甘，性平，入肝经。

原料：

天麻 5 克

雨前茶 5 克

白芷 5 克

川芎 10 克

做法：

将天麻、白芷、川芎 3 味药加适量水，煎至半碗，去渣后再添 1 碗水，煎至半碗，饮前趁热放入雨前茶。

老中医说：

雨前茶，又叫谷雨茶、二春茶。明代许次纾在《茶疏》中谈到采茶时节："清明太早，立夏太迟，谷雨前后，其时适中。"说明清明后，谷雨前，也就是阳历 4 月 5 日至 4 月 20 日是采春茶的最佳时节。此时的春茶肥硕，色泽翠绿，叶质柔软，且含有丰富的维生素，特别是氨基酸含量高。不但使春茶滋味鲜活，且香气宜人，富有保健作用。

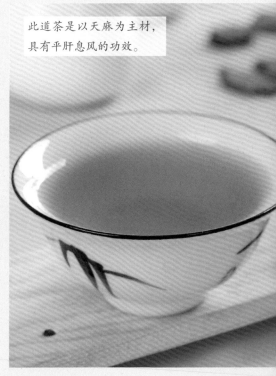

此道茶是以天麻为主材，具有平肝息风的功效。

雨前茶芽叶细嫩，色翠香幽，味醇形美，是茶中佳品，具有利水祛湿、活血化瘀的作用，是血管的"清道夫"，可以促进血液循环，加快新陈代谢，还能清利肝胆。

香椿炒山药

香椿祛风利湿
止血止痛

香椿含钙、磷、钾、钠等成分，有补虚壮阳、补肾养发、止血止痛等功效。

山药可健脾益胃、助消化、滋肾益精、益肺止咳，可预防心血管病。

谷雨养生建议

谷雨是"雨生百谷"的意思，是春季最后一个节气，同时也是播种移苗、栽瓜点豆的最佳时节。谷雨以后，雨水渐渐增多，湿气加重，所以要注意祛湿，可食用一些祛湿的食物，如赤小豆、薏米、山药、荷叶、芡实、冬瓜、陈皮等；也可适当食用一些具有补血益气功效的食物，不仅可以提高身体素质，抵抗春瘟，还可为安度盛夏打下基础。

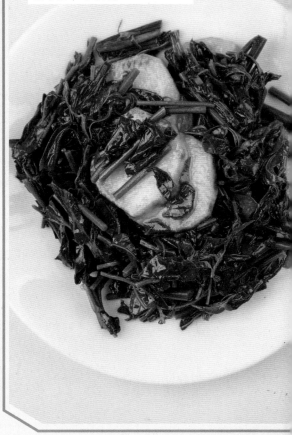

山药搭配香椿，有健脾开胃、润肺生津的作用。

原料：

香椿 150 克
山药 200 克
盐适量

做法：

山药去皮，洗净，切片；香椿洗净，焯水后切段。起油锅，先放山药片，炒熟后，再加入香椿，炒至变色，最后加盐调味即可。

食材小知识：

民间有谚语云："雨前香椿嫩如丝"，这时的香椿醇香爽口，营养价值高，拌、炒、焯、做汤皆可。中医认为，香椿具有祛风利湿、止血止痛、美容驱虫等功效，可以提高机体免疫力、止泻、抗菌、消炎、润肤。

谷雨

玉米须粥

玉米须味甘、性平，有利水、通淋、止血、降血压的功效，此粥非常适合老年人食用。

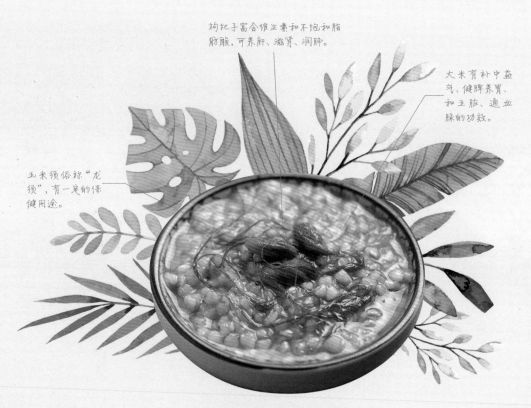

枸杞子富含维生素和不饱和脂肪酸，可养肝、滋肾、润肺。

大米有补中益气、健脾养胃、和五脏、通血脉的功效。

玉米须俗称"龙须"，有一定的保健用途。

玉米须可在夏秋收集，鲜用或晒干用均可。

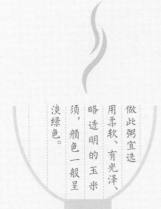

药膳的搭配讲究因地、因时、因人，也讲究食材寒热温凉及饮用者体质的寒热虚实。此粥，不同地域，因地制宜；不同体质，因体选方；不同年龄，食补各异。可适当增减分量，以适宜所有人食用。

做此粥宜选用柔软、有光泽、略透明的玉米须，颜色一般呈淡绿色。

原料及做法

香软可口，老少皆宜。

玉米须价低易得，新鲜食用或晒干食用均可。

原料：

玉米须 3 克　大米 100 克
枸杞子适量

做法：

玉米须洗净；枸杞子洗净；大米淘洗干净。将所有材料一同放入锅中，加适量水，煲成粥即可。

老中医说

玉米须泡水喝可降"三高"。

巧用玉米须，制成药膳，防病保健康。

民间一直有"一根玉米须，堪称二两金"的说法，玉米须更有"龙须"之称。《民间常用草药汇编》曰："龙须能降低血压，利尿消肿。治鼻血、红崩。"玉米须要注意用量，干的一般每次用 3~5 克，新鲜的可适当多一些。玉米须泡水喝可利水消肿、降三高、保护心脏、改善肾功能。玉米须搭配蒲公英有祛湿排毒、缓解肾炎的作用；搭配菊花有降血压的作用；搭配山楂、荷叶可扩张血管，清除血管垃圾，防治动脉硬化等，还可辅助治疗妇人乳结、乳汁不通以及胆囊炎、黄疸等。

谷雨养生

谷雨，暮春时节。

谷雨断霜，雨生百谷。

谷雨温度上升，降雨增多，空气湿度大，是风湿病、关节病的高发时节。此时的养生原则应遵循自然节气的变化，针对其气候特点进行调节。谷雨也是健脾的好时节，脾旺盛会使胃强健起来，从而使消化功能处于良好状态，消化功能旺盛有利于营养物质的吸收，因此是补身的大好时节。另外，此时随着气温上升，各类毒虫开始活跃，对人畜及农作物都有伤害，要注意预防蚊虫叮咬，以免感染疾病。

谷雨

桃花白芷酒

此药酒可活血通络、润肤祛斑。桃花可消食顺气，辅助治疗痰饮、积滞、小便不利、女性经闭等症。白芷可以祛风、燥湿、消肿、止痛。

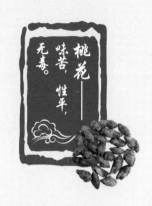

桃花，味苦，性平，无毒。

原料：

干桃花 25 克

白芷 30 克

白酒适量

做法：

　　将干桃花、白芷置于容器中，加入白酒，密封，浸泡 30 天后，过滤去渣，即成。

老中医说：

　　谷雨节气桃花盛开，其不但可供观赏，也是美容滋补的良药。《千金要方》载："桃花三株，空腹饮用，细腰身。"用桃花泡水喝，可以购买干桃花。桃花茶具有美容作用，主要是因为花中含有山奈酚、香精、豆精、三叶豆苷和维生素等营养物质，可以扩张血管，疏通脉络，润泽肌肤，改善血液循环，促进皮肤营养和氧供给，使促进人体衰老的脂褐素加快排泄，从而防止黑色素沉积。

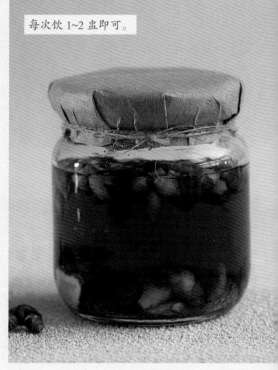

每次饮 1~2 盅即可。

　　桃花的主要功效就是祛除身体中的水气，属于轻微的泻药，长期服用会损耗身体的元气以及阴血，所以不宜长期服用。孕妇忌服。

大枣胡萝卜猪肝汤

猪肝补铁补血

养肝明目

此汤可养心安神、明目。

猪肝富含蛋白质、脂肪、维生素A、钙、磷、铁等。

胡萝卜是春季和冬季的主要蔬菜之一，可以消食、除胀、益肝明目、通便、美容。

谷雨养生建议

民间有"春捂秋冻"的说法，从古至今人们常用这种保健方式，此时除了要穿暖少脱外，还要捂好"两头"，就是把头颈和双脚照顾好。尤其是老年人，一冬天都注意头颈部保暖，突然在忽冷忽热的春季着凉，颈椎病、肩周炎等就会乘虚而入。而疏忽了脚部，寒湿等邪气则会从裸露的脚踝侵入，使得下肢沉重、乏力，故此时应"捂一捂，暖两头，早春严寒不发愁"。

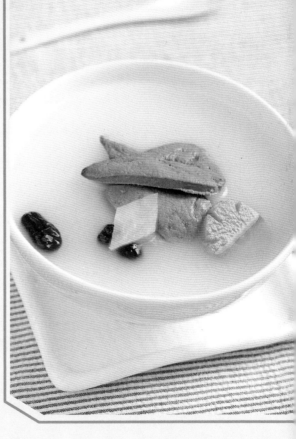

在煮汤时加几滴高浓度白酒，可去除猪肝的腥味。

原料：

猪肝100克

大枣2颗

胡萝卜1根

姜片、盐、料酒各适量

做法：

大枣洗净；胡萝卜洗净切块；猪肝洗净切片，用料酒腌制30分钟。锅中加水，放入大枣、胡萝卜，大火煮沸后，再放入猪肝、姜片，待猪肝熟透，加盐调味即可。

老中医说：

过了谷雨便意味着春季快过去了，按照中医"春养肝"的观点，要抓紧时机调理肝脏。此时的食疗要点重在养肝清肝、滋养明目。而猪肝是较为理想的食材。但因其胆固醇含量较高，故高血压、冠心病患者应少食。

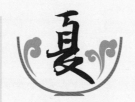

夏

蒜泥拌黄瓜

黄瓜味甘、性凉，入脾经、胃经、大肠经，具有利水利尿、清热解毒的功效。大蒜有温中健胃、消食理气的作用，还能杀虫解毒、预防感冒。

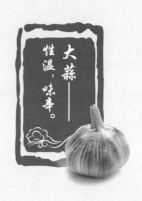

大蒜——性温，味辛。

原料：

新鲜黄瓜1根
大蒜半头
盐适量

做法：

黄瓜洗净拍松，斜刀切块；大蒜剥衣洗净拍碎。将黄瓜放入容器中，放入蒜泥、盐拌匀即可。视个人口味可另外添加酱油、醋、辣椒油等调料。

节气小知识：

立夏意味着夏季的到来，气温也会一天比一天热，人的心情会变得烦躁，极易动怒、上火。夏季属火，饮食宜清淡，忌油腻，可吃一些有助于消暑的食物，如黄瓜、荷叶、冬瓜、芒果、西瓜等，多补充纤维素、维生素C和B族维生素，加快身体新陈代谢。

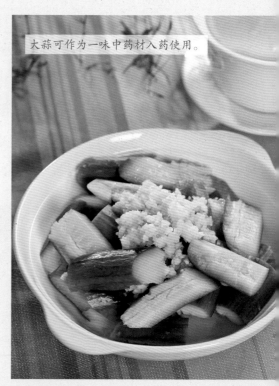

大蒜可作为一味中药材入药使用。

大蒜有独蒜、多瓣和紫皮、白皮的不同，其中以独头紫蒜最好。大蒜适宜生吃，遇热保健效果会降低。但肝病患者、眼疾患者及脾虚、腹泻者不宜多食大蒜。

银耳莲子绿豆汤

夏天吃绿豆
清热又降火

银耳味甘、淡，性平，有补脾止泻、益气清肠、滋阴润肺的作用。莲子具有补脾开胃、益肾涩精、养心安神之功效。绿豆清热之功在皮，解毒之功在肉，可降血脂、降胆固醇、抗过敏、抗菌、增强食欲、保肝护肾。

原料：
干银耳10克
莲子10克
绿豆、枸杞子、冰糖各适量

做法：
绿豆洗净；干银耳泡软去蒂；撕成小块；莲子去心泡30分钟。将上述食材放入锅中，加适量水，熬煮2小时，加入枸杞子、冰糖拌匀即可。

节气小知识：
炎热的夏天人体消耗较大，需及时补充营养素和津液，但暑湿困脾，人往往不欲饮食，所以可以吃点稀食，消暑养胃。早晨可以喝豆腐脑或者稀饭，午餐喝汤，晚餐可喝点绿豆粥或荷叶粥。

立夏养生建议

立夏，民间有忌坐石阶、门槛之说，尤其是孩童。因为此时雨水增多，地气寒湿，门槛、椅凳等久置露天，露打雨淋，就会有湿气侵入，有时表面看似干燥，但是太阳一晒就会向外散发潮气，久坐的话会导致寒湿之邪入体，诱发痔疮、风湿和关节炎等疾病。

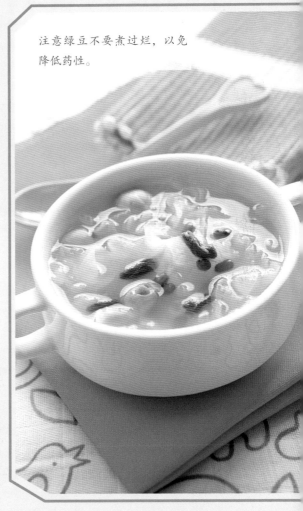

注意绿豆不要煮过烂，以免降低药性。

立夏

酸枣仁桂圆粥

补血、养心安神、
益肾固精，用于虚火内扰，
心脾两虚，以致失眠心悸等症。

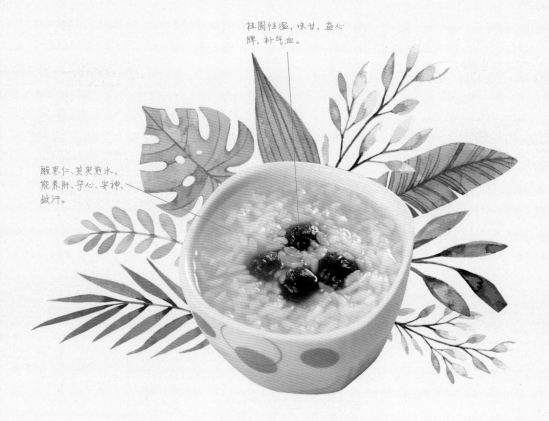

桂圆性温，味甘，益心脾，补气血。

酸枣仁、芡实煎水，能养肝、宁心、安神、敛汗。

此粥非常适合容易失眠
的老年人食用。

原料及做法

酸枣仁、桂圆，
都可养心安神。

此粥每天食用1次，晚上睡前1小时左右温服，有助于睡眠。

原料：

桂圆15克　　芡实30克
酸枣仁15克　大米适量

做法：

酸枣仁洗净敲碎，桂圆去壳取肉，芡实洗净，酸枣仁和芡实用纱布包好。锅中放入装有酸枣仁和芡实的纱布袋，加入适量水，稍煮片刻；捞出纱布袋，继续放入大米和桂圆，熬煮成粥即可。

老中医说

早睡早起，
饮食清淡。

立夏要静心，勿贪凉，保证充足睡眠。

中医认为，"夏气与心气相通"，因此立夏养生一定要重视静养，避免剧烈运动，因为运动容易出汗，大量出汗会损伤阳气。饮食上宜清淡，以易

此粥中酸枣仁要用炒熟的，在药店买酸枣仁时，记得问清楚是不是炒过的。

药膳是从"药食同源"的思想出发，运用各种烹饪技法，让药物的功效和食物的美味结合在一起。酸枣仁桂圆粥，结合了桂圆和酸枣仁的功效，适用于夏季心神不宁、睡眠质量不佳以及血虚体质的人食用。

消化、富含维生素的食物为主，鱼、奶、西红柿、苦瓜、青瓜、莴笋、绿豆、莲子、西瓜、草莓等都是不错的选择。

立夏养生

立夏，
四月节。

立，开始；夏，假也；物至此时皆假大也。

人们在春夏之交要顺应天气的变化，重点关注心脏的养护。心为阳脏，主阳气，心脏阳气能推动血液循环，维持人的生命活动。养心可多吃红色食物，如大枣、西红柿、樱桃、赤小豆等，能补益心脾，养血安神。立夏时节还要维持心平气和、神清气爽的状态，切忌大悲大喜，以免伤心、伤身、伤神。

百合枇杷羹

此羹可滋阴润肺、清热止咳。百合具有养心安神、润肺止咳的功效，对病后虚弱的人非常有益。枇杷有润肺、止咳、止渴的功效。

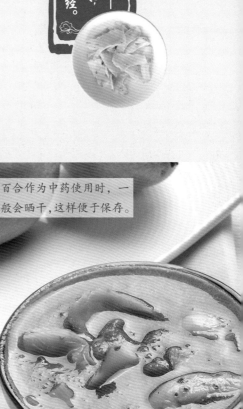

百合——味甘，性寒，归心经、肺经。

原料：
鲜百合30克
鲜枇杷30克
白糖适量

做法：
　　鲜百合、鲜枇杷洗净，一同入锅加水煮熟，食用时加白糖少许即可。

食材小知识：
　　"小满枇杷半坡黄"，枇杷果期是每年的5~6月，时令性强，上市时间短。每年5月20~22日入小满节，刚好是枇杷上市的时节。这时的枇杷最好吃，而且药用效果最佳。枇杷也被用来制作各种止咳糖浆，是因为枇杷中含有苦杏仁苷，能够润肺止咳、祛痰，可缓解多种咳嗽。我们日常挑选枇杷时要选果实外形匀称、表皮茸毛完整的，不能选太大或太小的。若用枇杷叶泡茶，记得先把叶子表面的茸毛擦洗干净。脾胃虚寒者不宜多食枇杷。

百合作为中药使用时，一般会晒干，这样便于保存。

枇杷叶可入药，有清肺胃热、降气化痰的功用，经常与其他药材制成枇杷膏；枇杷核煎水可缓解便秘。

胭脂杨梅酒

解暑防暑

促进消化

此酒口味香醇，夏季饮用可防暑解暑。果酒中的钾、钙、镁、钠等含量较高，为碱性食品，能有效中和米饭、馒头等主食内含有的酸性物质，从而使人体达到酸碱平衡，使身体处于健康状态。

杨梅养生功效

炎热夏季，人难免胃口不好，不想进食，这时可以吃一些杨梅帮助增强食欲。杨梅中含有多种有机酸和维生素C，口感较酸，可促进胃肠消化，从而促进食欲。同时，杨梅果肉含有非常丰富的纤维素，可刺激胃肠蠕动，有利于体内毒素的排出，因此杨梅还有排毒养颜的作用，有"果中玛瑙"之誉。

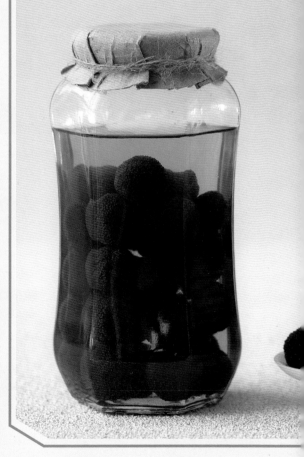

冰糖建议用多晶冰糖，味道更清甜。

原料：

杨梅 300 克
冰糖 300 克
36° 白酒 500 毫升
淡盐水适量

做法：

杨梅用淡盐水洗净晾干；玻璃瓶洗干净，用开水冲洗晾干。把杨梅放在瓶子里，覆盖一层冰糖，再倒入白酒，盖好盖子，放至阴凉处，一周后便可饮用。

食材小知识：

据传，早在元朝末期，古人就会制作杨梅酒。中医认为，杨梅可"止渴、和五脏、涤肠胃、除烦愦恶气"，为老少皆宜的佳品。但杨梅性温，久食可能会引起发热，损伤牙齿，多食则可能发疮致痰。所以食用杨梅要适量，阴虚火旺者不宜食用杨梅。

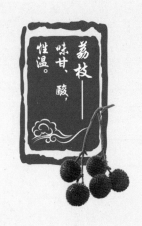

荔枝
味甘、酸，
性温。

小满

荔枝大枣粥

荔枝富含多种维生素、柠檬酸、果胶以及多种微量元素，常吃还能补脑健身、开胃益脾、促进食欲。大枣可防治骨质疏松、软化血管、安心宁神。

原料：

荔枝 30 克

大枣 2 颗

大米 100 克

冰糖 10 克

做法：

荔枝去皮；大枣洗净去核；大米淘洗干净，用冷水浸泡半小时，捞出，沥干水分。锅中放入荔枝肉和大米，加入适量水，大火烧沸后放入大枣，再改用小火熬煮成粥，加冰糖拌匀，稍煮即可。

节气小知识：

荔枝被誉为"果中之王"，唐代诗人白居易曾赞叹荔枝是"嚼疑天上味，嗅异世间香"。燥热的夏季，酸酸甜甜的荔枝是此季的佳品。荔枝本无害，但空腹进食大量荔枝可能会引发不适，即俗称的"荔枝病""荔枝中毒"，如突发低血糖引起急性疾病，所以荔枝不能代替主食大量食用，最好在饭后半个小时后品尝。

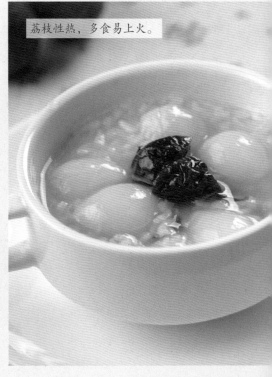

荔枝性热，多食易上火。

荔枝与香蕉、菠萝、桂圆一同被称为"南国四大果品"。其果树木材坚实耐腐，纹理雅致，历来为上等名材。

鱼腥草莴笋汤

清热解毒
止咳化痰

莴笋具有通利小便、开胸利膈、顺气调中、清热止渴的作用。

鱼腥草味辛，性微寒，归肺经，能清热解毒，利尿通淋，消痈排脓。

小满养生建议

夏熟作物的籽粒开始灌浆饱满，但还未成熟，故称小满。小满节气的到来，预示着夏季闷热潮湿的天气将要到来，这时候人体容易受到湿邪入侵，此时的养生应从增强机体的正气和防治病邪的侵害这两方面入手。平时饮食宜清淡，衣着宜简单凉爽，以利于汗液排出，热量疏散。

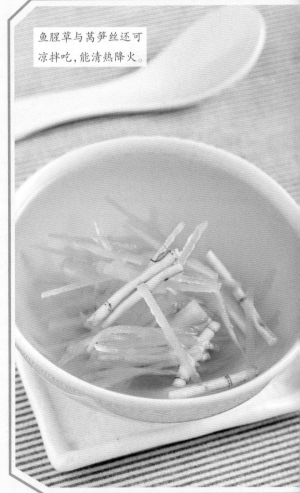

鱼腥草与莴笋丝还可凉拌吃，能清热降火。

原料：

鱼腥草 15 克
莴笋 100 克
盐适量

做法：

鱼腥草洗净，用开水焯烫；莴笋去皮洗净，切丝。将鱼腥草和莴笋丝一同放入砂锅中，加入适量水，大火煮沸后转小火煲 10 分钟，加盐调味即可。

食材小知识：

鱼腥草具有良好的清热解毒的作用，可用于治疗大叶性肺炎、急性支气管炎及肠炎等。又因其可利尿通淋，故可用于治疗尿路感染、尿频涩痛等。但鱼腥草不可多食、久食，否则有致虚弱、损阳气、伤脾胃等不良影响，亦不可久煎。

梅子含有多种有机酸、维生素、黄酮和碱性矿物质等人体所必需的保健物质，具有敛肺止咳、涩肠止泻、除烦静心、生津止渴、止痛止血的作用。

梅子山药

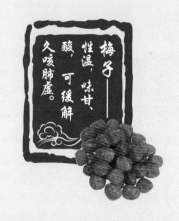

梅子性温，味甘、酸，可缓解久咳肺虚。

原料：

山药 100 克

梅子 2 颗

白醋、白糖各适量

做法：

在碗中放白糖、白醋、梅子，加温水拌匀。山药去皮，洗净，切块焯熟，放入装梅子的碗中，浸泡 1 小时，冰箱冷藏 1 小时即可。

节气小知识：

南方芒种时节有煮梅的习俗。每年的五六月是梅子成熟的季节，同时也是一段阴雨连绵的日子，故有"梅雨"的说法。新鲜梅子大多味道酸涩，难以直接入口，需加工后才可食用，这种加工过程便是煮梅。芒种时天气开始炎热，是消耗体力较多的季节，吃点冰镇的梅子山药，不仅解暑，还有利于脾胃的消化吸收。但多食损齿，反伤脾胃。

梅子还可去核捣成泥撒在山药上，更便于食用。

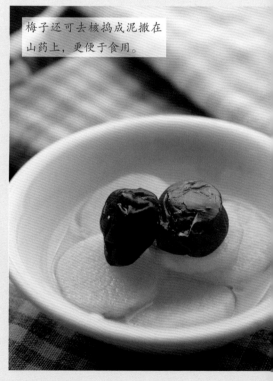

梅子又称青梅、酸梅，是果梅树结的果，和观赏梅不一样，被誉为"凉果之王"，是天然绿色保健食品。

赤小豆鲤鱼汤

滋养脾胃 利水除湿

鲤鱼蛋白质含量高，易被人体消化吸收，并含有人体必需的氨基酸、矿物质、维生素A和维生素D等，有滋补健胃、利水通乳、清热解毒、止嗽下气的作用。

赤小豆入药有行血补血、健脾祛湿、利水消肿之效。

芒种饮食建议

芒种节气里，气温升高，降水多，空气湿度增加后，体内汗液无法通畅地发散出来，湿热之下，人难免感到四肢困倦、萎靡不振。饮食上要以清补为主，多吃祛暑益气、生津止渴的食物。老年人因机体功能减退，温度过高导致消化液分泌减少，心脑血管不同程度地硬化，因此还要辅以护胃益脾、降压降脂的食物。

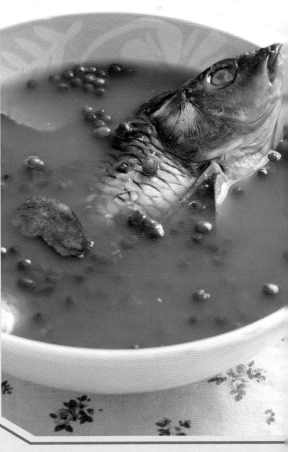

赤小豆祛湿效果较好，可直接煮粥，也可与其他食材搭配食用。

原料：

赤小豆 100 克

鲤鱼 1 条

陈皮 5 克

姜片适量

做法：

赤小豆洗净浸泡；陈皮洗净泡软；鲤鱼处理干净。热锅倒油，放鲤鱼和姜片，中小火煎至微黄，锅里加适量水，烧开后放入赤小豆和陈皮，大火煮20分钟，再转小火煮1小时即可。

食材小知识：

优质的鲤鱼，身体肥硕，味道鲜美，体内积蓄了许多营养成分。古人云："岂其食鱼，必河之鲤"，不难看出鲤鱼受欢迎的程度。但风热者不宜食用鲤鱼。

冬瓜薏米老鸭汤

鸭肉有滋五脏之阴、清虚劳之热、补血行水、养胃生津的功效。薏米含有丰富的蛋白质和淀粉，可以促进新陈代谢，排出体内废物。

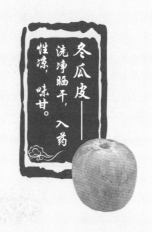

冬瓜皮——洗净晒干，入药。性凉，味甘。

原料：

老鸭半只

薏米 50 克

冬瓜 200 克

葱、姜、料酒、盐各适量

做法：

老鸭处理干净，洗净剁块；葱切段；姜切片；冬瓜洗净切块；薏米洗净。鸭肉块放入锅中煮3分钟去血水盛出，冲水洗净。锅中倒油，五成热时放入葱段和姜片炒香，再倒入鸭肉块，放料酒去腥，炒变色后放入开水，再放入薏米炖1小时，然后放入冬瓜和盐，中火炖20分钟即可。

节气小知识：

芒种时节天气日渐炎热，"苦夏"来临，许多人食欲不振。在饮食上面，要以清淡为主，忌贪凉，同时可适当吃一些苦味食物，如苦瓜、莲子等，对人体大有裨益，正所谓"苦夏食苦夏不苦"。

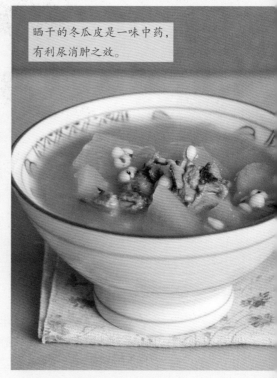

晒干的冬瓜皮是一味中药，有利尿消肿之效。

薏米、冬瓜和老鸭都是较寒凉之物，故久病之人、阴虚火旺者、体质虚弱和脾胃虚弱者皆不宜多食。

海藻枸杞子小米粥

枸杞子

安神又健脑

海藻具有清热消痰、软坚散结、利水消肿的功效。

枸杞子味甘，性平，可养肝、滋肾、润肺。

小米味甘、咸，性凉，入肾经、脾经、胃经，具有健脾和胃、补益虚损、和中益肾、除热解烦之功效。

芒种养生建议

芒种时节要晚睡早起，适当地沐浴阳光，以顺应阳气的充盛，利于气血的运行，中午可小憩一会儿，有助缓解疲劳。芒种过后，天热，易出汗，要勤洗澡、勤换衣，这样可使皮肤清爽，以疏泻"阳热"。芒种时节，还易感到烦躁不安，此时要调适心情，保持心境平和，这样可使气机得以宣畅，通泄得以自如。

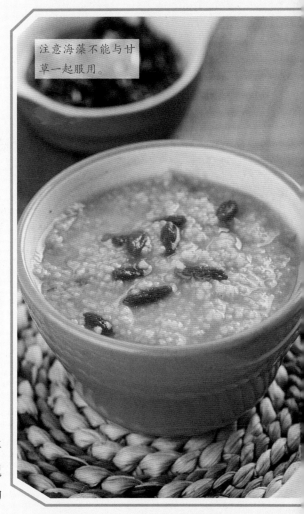

注意海藻不能与甘草一起服用。

原料：

海藻 20 克

枸杞子 10 克

小米 40 克

做法：

枸杞子提前泡好；海藻洗净，水煎取汁。小米淘洗干净。将小米和海藻汁一起放入锅中，加适量水，大火烧开后转小火煮半小时，至粥黏稠时放入泡好的枸杞子，再煮 2 分钟即可。

食材小知识：

《本草纲目》记载："春采枸杞叶，名天精草；夏采花，名长生草；秋采子，名枸杞子；冬采根，名地骨皮。"可见，枸杞全身都是宝。《神农本草经》将其列为上品。枸杞子有延缓衰老的功效，又名"却老子"。但外邪实热、脾虚有湿及泄泻者忌食。

夏至

芝麻荞麦凉拌面

荞麦面的营养特点是同时含有烟酸和芦丁，这两种物质都具有降血脂和降血清胆固醇的作用，对高血压和心脏病有重要的防治作用。

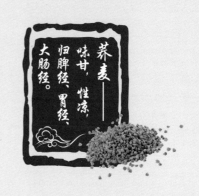

荞麦——味甘、性凉，归脾经、胃经、大肠经。

原料：
荞麦面条100克
水发海带、酱油、醋、白糖、白芝麻、盐各适量

做法：
海带洗净，切成细丝；荞麦面条煮熟，捞出过凉水，沥去多余水分，放入碗中，加入少许凉开水、酱油、白糖、醋、盐，搅拌均匀，最后撒上海带丝、白芝麻再拌匀即可。

节气小知识：
夏至日，全国各地有不同的习俗。北京有"头伏饺子三伏面，三伏烙饼摊鸡蛋"的说法。山东俗语曰："冬至饺子夏至面。"无锡早晨吃麦粥下午食馄饨，并有谚语云："夏至馄饨冬至团，四季安康人团圆。"

荞麦中的黄酮成分有抗菌、消炎、止咳、平喘的功效，因此，荞麦还有"消炎粮食"的美称。但荞麦性凉，不易消化，不可多食。

过凉时建议用纯净水或是凉开水。

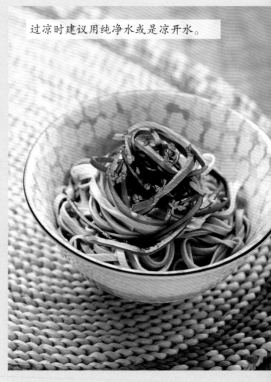

荞麦面条可以去超市买，也可在家自制，用荞麦粉和小麦粉按比例兑温水和成团，然后制成面条即可。

荷叶粥

消暑解热
养胃清肠

荷叶粥可醒脑开胃、消暑解热、养胃清肠、生津止渴，还可减肥。荷叶含有荷叶碱等多种生物碱，有清热解毒、凉血止血的作用。

夏至养生建议

夏至后天气逐渐炎热，暑易伤气，若汗泄太过，会令人头昏胸闷、心悸口渴、恶心，甚至昏迷。若安排室外工作和体育锻炼时，应避开烈日炽热之时，加强防晒措施。运动最好选择在清晨或傍晚天气较凉爽时进行，场地宜选择在公园等空气新鲜的地方。

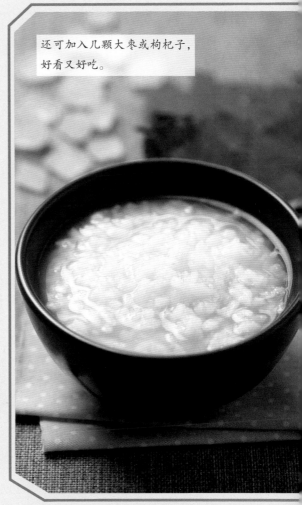

还可加入几颗大枣或枸杞子，好看又好吃。

原料：

大米 100 克
干荷叶半张
桂花糖适量

做法：

干荷叶加水，煎 30 分钟后去渣取汁；大米淘洗干净，用冷水浸泡半小时。大米放入锅中，加入药汁和适量水，先用大火烧开，再用小火煮至米熟即可。

老中医说：

荷叶清香升散，可化浊健脾，夏季食用有利于解除暑热烦渴，改善水肿。煮粥时还可以再放点绿豆，除了祛暑清热以外，还有和中养胃的作用。很多人将荷叶奉为瘦身良药，但荷叶性寒，脾胃虚寒者不宜食用，女子经期亦不建议食用。

玫瑰丝瓜汤

活血散瘀、
美颜淡斑。

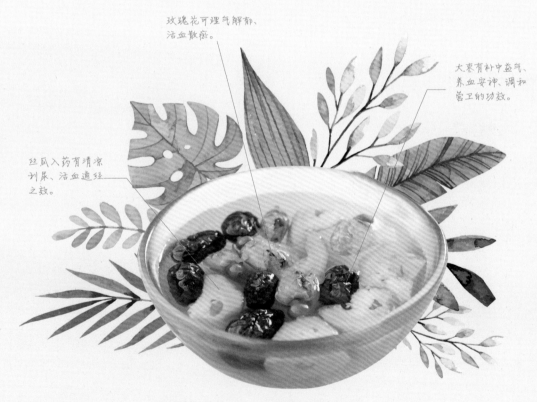

玫瑰花可理气解郁、
活血散瘀。

大枣有补中益气、
养血安神、调和
营卫的功效。

丝瓜入药有清凉
利尿、活血通经
之效。

丝瓜切好后，放置 10 分钟再做汤，
味道更清甜。

原料及做法

多吃富含果胶的瓜果，可减少面部色素沉着。

保持心情愉快，适量吃些花粉、燕窝等滋补品。

原料：

丝瓜 1 根　　　大枣 6 颗
玫瑰花 5 克

做法：

丝瓜削去硬皮，切成块；玫瑰花用水清洗；大枣洗净。将大枣、丝瓜加水煮约 15 分钟，最后加入玫瑰花再煮 10 分钟即成。

此汤还可加菊花、白茯苓、瘦肉同食，有润颜泽肤之效。

夏季紫外线强烈，晒后容易皮肤长斑，易产生黄褐斑、雀斑，再加上天热容易食欲不振、心情不佳，故要疏肝健脾、滋肾清热、理气活血。夏季多喝带有此种功效的花草茶，有助润肤美容、美白淡斑。

老中医说

药膳，良药可口，食用方便。

烹调以炖煮煨蒸为主，或都做成汤，可以充分析出营养成分。

中医认为，夏属心，宜苦，味苦之物能助心气而制肺气。苦味食物中含有氨基酸、生物碱、维生素、苦味素、微量元素等成分，具有解热除湿、帮助消化、增进食欲、促进血液循环、舒张血管以及调整人体阴阳平衡的作用，非常适合夏季食用。

精神养生

夏至标志着炎热夏季来临。

夏至三候：
一候鹿角解；
二候蝉始鸣；
三候半夏生。

《黄帝内经·素问·四气调神大论》曰：“使志无怒，使华英成秀，使气得泄，若所爱在外，此夏气之应，养长之道也。”夏季要神清气和，快乐欢畅，心胸宽阔，精神饱满，对外界事物要有浓厚的兴趣，培养乐观外向的性格，以利于气机的通泄。嵇康《养生论》曰：“更宜调息静心，常如冰雪在心，炎热亦于吾心少减，不可以热为热，更生热矣。”即“心静自然凉”，这是一种精神调养。

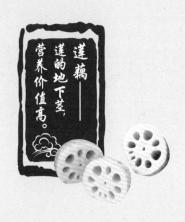

莲藕——
莲的地下茎，
营养价值高。

小暑

山楂藕片

山楂消食开胃，莲藕清热，此道凉菜清热开胃，味道好。

生藕味甘，性寒，可清热生津；熟藕味甘，性温，可益胃健脾。

原料：

莲藕 50 克
鲜山楂 30 克
冰糖 50 克
盐适量

做法：

鲜山楂洗净，去核，放入锅中，加入冰糖和适量水，大火烧开后转小火熬煮，煮至汤汁浓稠后关火，加入少许盐，搅匀作为山楂酱。莲藕洗净，去皮切薄片，放入沸水中焯 2 分钟，捞出，过凉水，沥干水分，盛盘，加入煮好的山楂酱，搅拌均匀即可。

食材小知识：

我国民间有"小暑吃藕"的习俗。早在清朝咸丰年间，藕就被钦定为御膳贡品了。《滇南本草》云："多服润肠肺，生津液，开胃健脾。生食令人冷中，熟食补五脏。产妇忌生冷，惟藕不忌。"藕的营养价值很高，有明显的补益气血、增强人体免疫力的作用。老幼妇孺、体弱多病者尤为适宜。

熬制山楂酱时最好不要用铁锅或铝锅，以免跟释放的酸性物质产生化学反应。

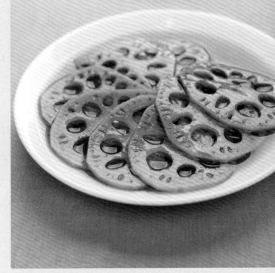

莲除藕外的其他部分也可以入药，藕节有收敛作用，有助缓解多种出血病症；莲子有补养固涩作用，并有一定安神功效；莲须可收涩固精。

西瓜皮荷叶饮

清热解暑

减肥美容

此道饮品可清热解暑、润泽肌肤、减肥美容,适用于中暑、单纯性肥胖症、脂肪肝等。

西瓜皮,别名西瓜翠衣,可以清凉解暑、开胃生津、清热解暑,还能美白肌肤。

干荷叶可清暑祛湿、清凉止血,用于暑热烦渴、泄泻、脾虚等症。

原料:

西瓜皮50克
干荷叶30克
冰糖适量

做法:

西瓜皮切成方片;干荷叶撕成小片。将干荷叶、西瓜皮、冰糖、水全部放入锅中,大火煮开转小火煮6分钟,最后关火闷2分钟即可。

食材小知识:

夏天是西瓜上市的季节,我国民间谚语云:"夏日吃西瓜,药物不用抓。"说明暑夏最适宜吃西瓜,不但可解暑热、利尿,还可以补充水分。西瓜皮作为一种药食同源的食材,具有很好的清热、解暑功效;不但可以泡茶喝,还可以凉拌、清炒。

小暑宜少动多静

俗语说"小暑不算热,大暑是伏天",中医认为,小暑节气期间正好赶上入伏,人的饮食、运动应该顺应此时节。小暑时节,饮食以清淡为主,应侧重健脾、消暑、化湿,菜肴要做得清淡爽口。起居有常,适当运动,多静养。要保证充足的睡眠,并利用午睡弥补夜晚睡眠之不足。

有助利水消肿,去除身体多余脂肪。

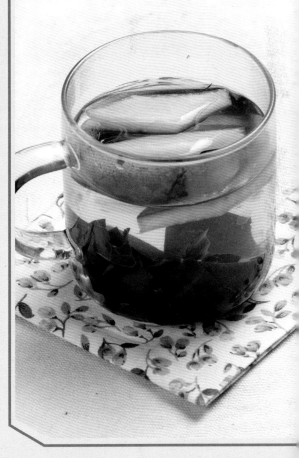

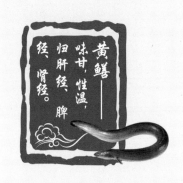

黄鳝——味甘，性温，归肝经、脾经、肾经。

黄芪黄鳝汤

黄鳝具有补中益气、养血固脱、温阳益脾、强精止血、祛风通络等功效。黄芪可用于治疗气虚表卫不固所致自汗、气虚外感诸症。

原料：

黄鳝 1 条

黄芪 20 克

姜片、盐各适量

做法：

将黄鳝去骨，洗净，汆水，切段入锅，加入水、黄芪、姜片，大火煮开，转小火煮 1 小时，最后加盐调味即可。

食材小知识：

黄鳝一年四季均产，但小暑前后的黄鳝最为肥美。小暑前后一个月，正是食用黄鳝的最佳时节，民间有"小暑黄鳝赛人参"的说法。黄鳝富含能降低血糖和调节血糖的"鳝鱼素"，且所含脂肪极少，是糖尿病患者的理想食物。另外，鳝鱼还含有丰富的维生素 A，能改善视力。黄鳝虽然营养美味，但属发物，皮肤病患者和有宿疾的人不宜食用，感冒发热者或体内有炎症者也不宜食用。

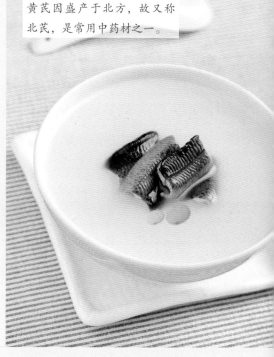

黄芪因盛产于北方，故又称北芪，是常用中药材之一。

黄鳝血液有毒，误食会刺激人的口腔、消化道；其血清也有毒，但毒素不耐热，也能被胃液破坏，一般煮熟食用不会发生中毒。

桃仁炖瘦肉

活血祛瘀
润肠通便

桃仁味苦、甘，性平，归心经、肝经、大肠经，可活血祛瘀、润肠通便，止咳平喘。枸杞子可以调节血脂、降血糖、降血压、抗衰老、抗疲劳、提高免疫力。

原料：
鲜桃1个
桃仁6克
猪瘦肉100克
枸杞子3克
盐适量

做法：

　　鲜桃洗净，去皮，切成块；桃仁洗净，备用；枸杞子用水泡发；猪瘦肉洗净，切块。将上述食材一同放入锅中，加适量水，先大火煮沸，再转小火煮至肉熟，用盐调味即可。

小暑宜养心

　　这个时节心脏较脆弱，暑热容易使人心情烦躁，易伤心血，平时要注意有意识地调节情绪，以免伤及脏腑。暑天气温高，湿度大，患有心肌炎后遗症的人易出现心律变缓、胸闷气短等症状。进入伏天，津液耗失大，可以喝些淡盐水或茶水。

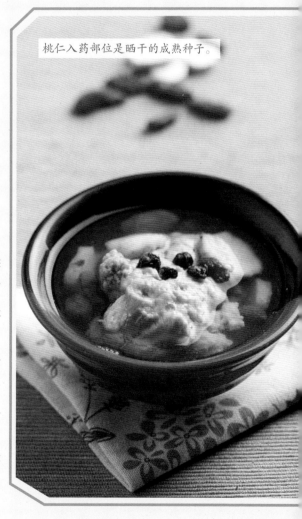

桃仁入药部位是晒干的成熟种子。

老中医说：

　　每年的七八月份是桃子成熟的季节，也就是小暑前后，其种子作为一味中药材，又名桃仁，入药使用可活血祛瘀。桃肉具有养阴、生津、润燥、活血的功效，并且铁、钾含量高，适宜缺铁性贫血和水肿患者食用。桃仁行血，为血瘀血闭之专药，故孕妇忌服。

大暑

山药香菇鸡

山药可滋补强身、敛虚汗、止泻。香菇味甘，性平，富含维生素和微量元素，可缓解食欲减退、少气乏力等症。

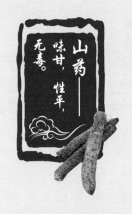

山药——味甘，性平，无毒。

原料：

山药 200 克
鸡腿 300 克
胡萝卜 100 克
香菇 50 克
葱花、料酒、盐各适量

做法：

　　山药、胡萝卜洗净去皮，切滚刀块；香菇泡软，去蒂，划十字刀；鸡腿洗净，剁小块，放沸水中汆烫，去除血水后再冲干净。将鸡块放锅内，加入香菇、料酒、盐和适量水，大火煮沸后改小火，煮 10 分钟后加入胡萝卜块和山药块，煮熟后撒上葱花即可。

老中医说：

　　大暑时节，饮食要清淡，还要注重补充蛋白质，可食鸡肉、鸭肉、鸽子肉、豆腐等，能益气健脾、助消化。温补的食物如羊肉、红参等不宜多吃。

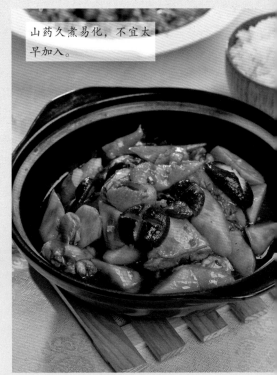

山药久煮易化，不宜太早加入。

炖煮过程中，要经常翻动一下食材，以便受热和入味均衡。山药入锅后，翻动时要小心，以免碎掉。

大暑宜喝药粥

夏季的饮食调养是以暑天的气候特点为基础的，大暑气候炎热，易伤津耗气，因此常选用药粥滋补身体，明代著名医家李时珍也推崇药粥养生。由于天气炎热，人体的水分消耗过快，还应该适当补充盐分和矿物质，以维持身体电解质平衡，避免脱水。

绿豆粥

清热解毒

降火消暑

绿豆含有丰富的维生素和微量元素，能清热解毒、降火消暑，还有增进食欲、降血脂、降低胆固醇、抗过敏、保护肝脏的作用。

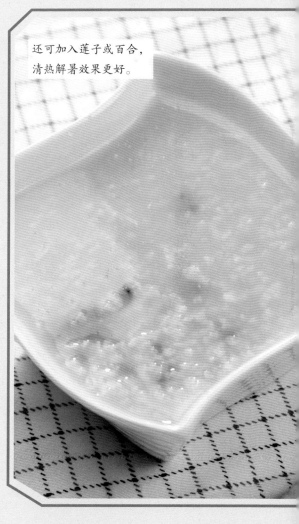

还可加入莲子或百合，清热解暑效果更好。

原料：
绿豆 50 克
大米 100 克
冰糖适量

做法：
绿豆提前浸泡2小时；大米淘洗干净。锅内加水，放入大米、绿豆煮开，再转中火煮半小时，最后加入冰糖煮开拌匀即可。

节气小知识：
大暑时节天气炎热，且雷雨多，暑湿之气易伤津耗气，以粥养生是不错的选择。可以选用具有补气消暑、健脾养胃的食材做粥，比如薏米、赤小豆、黄瓜、冬瓜、番茄、绿豆、百合、紫菜等。

大暑

冬瓜
海带排骨汤

利尿消肿、清热解暑、祛湿护肾，特别适合炎热夏季食欲不振者食用。

海带含有丰富的钙，可补钙，同时还有降血压的作用。

猪排骨含有磷酸钙和骨胶原，可以提供钙质。

冬瓜有利尿消肿、清热解暑的功效。

切冬瓜时不要去皮，因为冬瓜皮的药用价值很高，连皮一起煮，利水消肿效果更好。

原料及做法

海带配冬瓜，
解暑又减肥。

冬瓜带皮，
消暑湿，
功效翻倍。

原料：

猪排骨200克　姜片、盐、
干海带20克　料酒、香菜叶
冬瓜100克　各适量

做法：

干海带先用清水洗净，泡软切丝；冬瓜连皮切成大块；猪排骨切块，洗净，放入开水中汆烫捞起备用。把海带、猪排骨、冬瓜、姜片、料酒一起放进锅里，加适量水，大火烧开15分钟后，用小火再煲1小时，快起锅时放盐调味，点缀香菜叶即可。

本汤中的海带可用干海带，也可用新鲜的海带结。

大暑高温湿热，人容易疲倦发困，汗液流失快，机体调节不善容易中暑。人在炎热时喜欢喝冷饮来降温，但切记不可多喝，以免损伤肠胃，故喝清凉解暑的粥和汤饮，不失为一个很好的养生选择。

老中医说

暑天无病三分虚。

湿为阴邪，其性趋下，
重浊黏滞，阻遏气机。

大暑正值农历六月中下旬，此时土地的濡润之水受暑火蒸腾而成湿气，暑邪与湿邪最易交结，侵犯脾胃，所以中医有"暑必夹湿"之说。饮食上注意养护脾胃的同时，还要避暑避湿。

大暑养生

暑，热也。

热分大小，
月初为小，月中为大，
今则热气犹大也。

大暑时节最主要的特点就是高温和潮湿，天气炎热时，人们容易心情烦躁，因此，要做好精神调养，谨守"静心养生"的原则。饮食宜清淡多样，以补气健脾、消暑生津为主，可多食绿豆、黄瓜、苦瓜、莲藕、鸭肉、冬菇、紫菜、西瓜、薏米、冬瓜、芦根、白茅根等食物及药食两用之品。

大暑

伏茶

伏茶有消暑祛湿、清心利尿、祛除邪热等功效，适用于暑热、口舌生疮、小便赤涩等症。

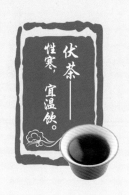

伏茶——性寒，宜温饮。

原料：

淡竹叶、夏枯草、金银花藤、荷叶、白扁豆、藿香、生甘草等十多味中草药

做法：

可以用开水直接泡制，也可以用中火煮制，沸腾后再煮3~5分钟即可。

食材小知识：

伏茶，就是"三伏天"喝的茶，名义上是"茶"，实际上是由十几味中药熬成的汤药。伏茶配方每年都会根据天气的变化情况，增加或减少消热祛湿的药物。伏茶摄入量也有讲究，成人每天最好控制在200~400毫升，小儿减半。不要过度饮用，毕竟伏茶也是中药制剂，多喝无益。伏茶性寒，因此脾胃虚寒者、阴虚者、老人、孕妇都不适宜喝伏茶。伏茶要喝当天烧制的，并且要温饮，隔夜的伏茶不能喝。

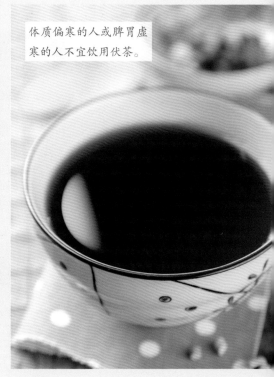

体质偏寒的人或脾胃虚寒的人不宜饮用伏茶。

在温州，一直保留着喝伏茶的习俗，而且服务更加周到，很多凉亭里都有专人煮茶，保证供应。

姜汁调蛋

健脾暖胃

解表散寒

姜可以发汗解表、温中止呕、温肺止咳、杀菌解毒。鸡蛋是摄取优质蛋白质、B族维生素的良好来源，还能提供适量的脂肪、维生素A和矿物质。

大暑的民间习俗

大暑时节，广东一些地区有"吃仙草"的习俗，仙草又名凉粉草、仙人草等，是重要的药食两用植物，由于其神奇的消暑功效，被誉为"仙草"。福建人过大暑爱吃荔枝，荔枝可以驱除暑湿、滋补身体，民间认为大暑日吃荔枝，其营养价值等同人参，很是滋补。

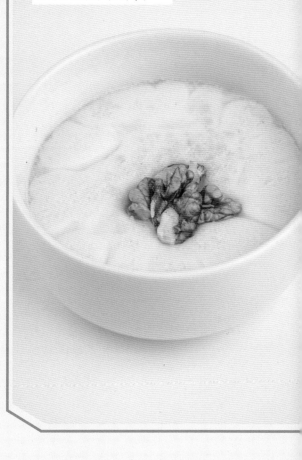

此羹中的核桃可以打碎，还可加红糖、桂圆等。

原料：

鸡蛋2个

姜1块

核桃仁6克

料酒、冰糖各适量

做法：

选用新鲜的本地鸡蛋和本地姜。姜切片放入锅中煎煮，去掉姜片留姜汁冷却。鸡蛋磕破放入碗中打散，加入冷却的姜汁、冰糖和料酒，搅拌均匀。

将碗放入锅中隔水炖5分钟后，加入适量核桃仁，再煮1~2分钟就可出锅。

老中医说：

谚语云"冬吃萝卜夏吃姜，一年不用开药方"。夏天吃姜可改善食欲，驱除体内寒湿之邪。不过，阴虚火旺、目赤内热、痈肿疮疖、痔疮出血者不宜食。

立秋

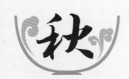

此道药膳，不但美味，而且营养丰富，有降逆止呕、导滞、健脾、抗衰老的功效，但动脉硬化和高血压患者应慎食。

药膳猪蹄

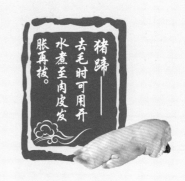

猪蹄——去毛时可用开水煮至肉皮发胀再拔。

原料：

猪蹄 250 克

党参 5 克

当归 5 克

黄芪 5 克

盐适量

做法：

猪蹄洗净过沸水捞出，放入锅中，加入党参、当归、黄芪，加适量水，大火烧开后转小火煲 2 小时，最后加盐调味即可。

节气小知识：

立秋之后天气转凉，人的胃口也开始好转，到了"贴秋膘"的时候。所谓"膘"是指身体的脂肪，就是把夏季缺失的营养在这个季节补回来。此时节吃味厚的美食佳肴，当然要首选肉类，所谓"以肉贴膘"。这一天，普遍吃炖猪肉，讲究一点的人家吃白切肉、红焖肉，以及肉馅饺子、炖鸡、炖鸭、红烧鱼等。但"贴秋膘"进补不等于只增加肉类的摄入，而要结合自己的营养状况，吃得健康。

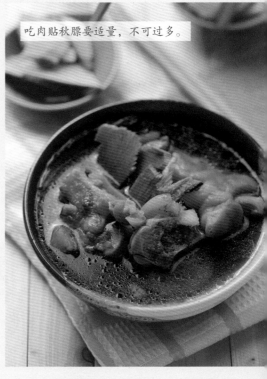

吃肉贴秋膘要适量，不可过多。

除了"贴秋膘"，天津等地还流行"咬秋"，"咬秋"是指吃西瓜，所以又称"咬瓜"。

桔梗赤小豆粥

桔梗根部入药，有开宣肺气、祛痰、排脓的功效，是中医常用药。

赤小豆味甘、酸，性平，有利水消肿、解毒排脓、消利湿热的功效。

桔梗适用于痰湿体质

立秋饮食建议

立秋后，天气渐渐转凉，并且干燥多风，人们往往感觉嗓子干燥不舒服，容易咳嗽。中医认为，秋天养生重在养肺，故应以润燥为主，多吃些滋阴润燥、润肺生津的食物，如百合、莲子、山药、莲藕、平菇、番茄等。同时，也要少吃辛辣、燥热、煎炸的食物。整个秋天都应注意补充水分和摄入充足的维生素。

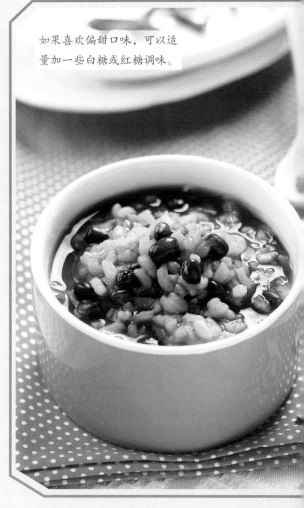

如果喜欢偏甜口味，可以适量加一些白糖或红糖调味。

原料：
桔梗 10 克
赤小豆 80 克
大米 100 克

做法：
将桔梗洗净，放入锅内加水浸透，煎 10 分钟，去渣取汁备用；赤小豆提前浸泡 1 小时；大米洗净放入锅内，加桔梗汁和清水适量，再放入赤小豆同煮至豆熟即可。

节气小知识：
立秋日，四川一些地区流行喝"立秋水"；云南丽江、四川东部地区要"吃凉宵"，即用糯米制作，再进行冰冻的粥；山东莱西则流行"吃渣"，即用豆末和青菜做的小豆腐，有"立秋吃渣，不呕不拉"的说法。上述食俗目的是预防腹泻、痢疾。

蒜蓉烧茄子

茄子有助降血压、降血脂、清热活血、消肿止痛，含有的维生素E有防出血、抗衰老的功效，其紫皮中特有的维生素P能保护心血管、抗坏血酸。

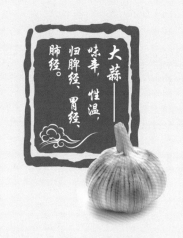

大蒜——味辛，性温，归脾经、胃经、肺经。

原料：

茄子 2 根

蒜蓉、葱花、大葱末、姜末、盐、酱油、白糖、醋各适量

做法：

茄子洗净去蒂，带皮切成滚刀块；白糖、酱油、醋按一定比例调汁备用。起油锅，放入茄子炸至金黄捞出，油倒出，留一些底油，放入大葱末和姜末爆香，倒入之前调好的料汁，放入茄块翻炒，再放入蒜蓉、盐翻炒均匀入味，装盘撒上葱花即可。

节气小知识：

"立夏栽茄子，立秋吃茄子"是一句广泛流传的民间俗语。古时，立秋前一天把瓜、蒸茄脯、香糯汤等放在院子里晾一晚，于立秋当日吃下。

虽然立秋后气候凉爽，但要对付"秋老虎"，就要食用一些清热祛暑的食物，比如茄子、四季豆等。茄子性凉，故脾胃虚寒者及孕妇不宜多食。另外，不宜生吃茄子，以免中毒。

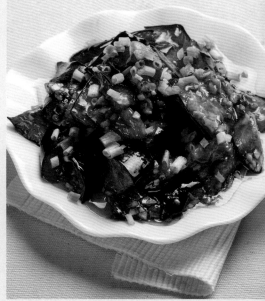

此菜还可用蒸法，茄子蒸着吃，营养流失会更少。

蒜蓉蒸茄子也是一道美味可口、操作简单的药膳菜肴。

立秋养生宜"收养"

立秋是由阳盛逐渐转变为阴盛的时期，也是人体阴阳代谢出现阳消阴长的过渡时期。因此，此时养生以"收养"为原则，精神上要做到内心宁静，神志安宁，心情舒畅；着衣不宜太多，否则会影响机体对气候转冷的适应能力，易受凉感冒；生活习惯上要早睡早起，早睡以顺应阳气之收敛，早起为使肺气得以舒展，且防收敛太过。

金樱子鲫鱼汤

固精止泻
健脾补虚

金樱子味酸、甘、涩，性平，归肾经、膀胱经、大肠经，可以固精缩尿、固崩止带、涩肠止泻。鲫鱼药用价值较高，其性平，味甘，具有和中补虚、除羸、温胃进食、补中生气之功效。

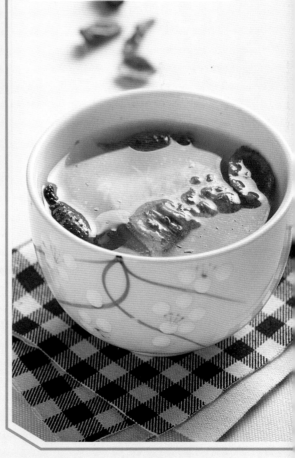

此汤特别适用于胃、十二指肠溃疡患者。

原料：

金樱子 10 克

鲫鱼 1 条

盐、料酒各适量

做法：

金樱子和鲫鱼分别清洗干净入锅，放入料酒，加入适量水，大火煮沸后转小火煮 15 分钟，出锅放盐调味即可。

节气小知识：

立秋前后需要进补，但很多人害怕大量进补肉类会导致肥胖，那不妨吃点鱼肉。鱼肉脂肪含量低，且含的脂肪酸有降糖、护心和防癌的作用。秋季的鱼也很肥美，正是吃鱼的好时节。

玉竹老鸭汤

玉竹可滋阴润肺、生津止渴，主要用于阴虚肺燥、干咳少痰、热病伤津等症。
鸭肉可清虚补劳、滋五脏之阴。

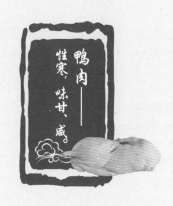

鸭肉——性寒，味甘、咸。

原料：

老鸭1只

玉竹12克

料酒、盐、姜片各适量

做法：

玉竹洗净，浸泡30分钟，沥干备用；老鸭洗净，斩成块。炒锅放入水、鸭肉、料酒，大火煮约5分钟后捞出。高压锅内放适量水，放入鸭肉、玉竹、姜片、盐，按下煲汤键，煲40分钟即可。

食材小知识：

处暑当日，北京有吃鸭子的传统。鸭肉营养丰富，宜夏秋两季食用，既能补充暑热之下大量消耗的营养，又可祛暑热、解烦闷。民间认为鸭是补虚劳的"圣药"。处暑时节还可以做玉竹煲老鸭、荷叶蒸鸭块等膳食。适当食用鸭肉对肺阴虚所致的干咳少痰、咽干舌燥和湿热病后期津少口渴、食欲不振、胃部不适等症状有缓解作用。

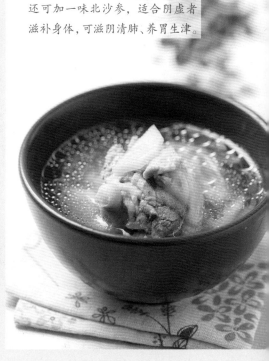

还可加一味北沙参，适合阴虚者滋补身体，可滋阴清肺、养胃生津。

除鸭肉外，鸭血有补血、清热解毒之功效；鸭蛋有滋阴补虚、清热润燥之功效。

黑芝麻花生仁粥

滋养肝肾

润燥滑肠

此粥可滋养肝肾、润燥滑肠，不仅适合儿童食用，也适合身体虚弱、肠燥便秘者食用。

花生仁中钙含量高，可以为人体补充钙质，其含有的儿茶素和赖氨酸可以抗老化，防早衰。

处暑养生建议

处暑多吃黑芝麻，可增强抵抗力，为冬天的到来打下坚实的基础。处暑养生，养肺最为关键，百合就是润肺的良好食材，可润肺止咳、清心安神，特别适合养肺、养胃，所以处暑时节还可多吃百合来保养肺部。

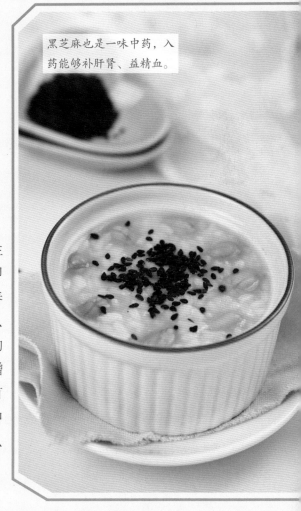

黑芝麻也是一味中药，入药能够补肝肾、益精血。

原料：

熟黑芝麻 15 克

花生仁 20 克

大米 100 克

做法：

将大米和花生仁洗净，连同适量水放入锅中煮，煮熟后撒上熟黑芝麻即可。

食材小知识：

黑芝麻含有大量的脂肪和蛋白质，还含有糖类、维生素 A、维生素 E、卵磷脂、钙、铁等营养成分，有健胃、保肝、促进红细胞再生的作用，同时还可增加体内黑色素，有利于头发生长。中医认为黑芝麻味甘、性平，有滋补肝肾、益血、润肠、通便、通乳的功效。

百合荸荠雪梨羹

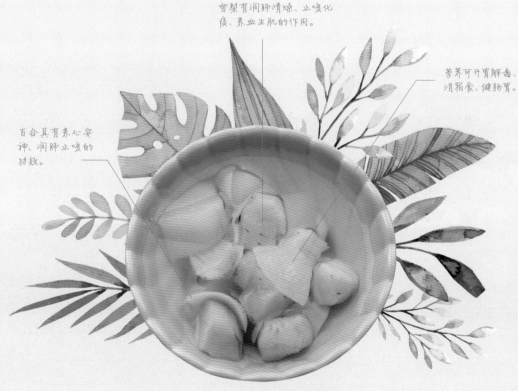

润肺清火，化痰止咳。

雪梨有润肺清燥、止咳化痰、养血生肌的作用。

荸荠可开胃解渴、消宿食、健肠胃。

百合具有养心安神、润肺止咳的功效。

加冰糖要适量，此汤羹本身带有甜味。

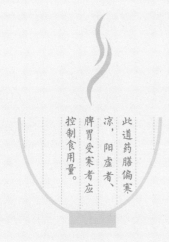

此道药膳偏寒凉，阳虚者、脾胃受寒者应控制食用量。

药膳能有效补充人体能量和营养物质，调节机体物质代谢，从而达到滋补、强身、防病、治病、延年益寿的功效。这道百合荸荠雪梨羹，结合当季食材和特有功效，对人体大有裨益。

原料及做法

百合鲜食、干用均可。

荸荠既可生吃，又可做蔬菜食用，可清肺热、降血压。

原料：

荸荠20克　　　鲜百合20克
雪梨50克　　　冰糖10克

做法：

将鲜百合洗净，掰成小瓣；荸荠、雪梨分别去皮，切块备用。在锅里加入适量水，放入冰糖，把荸荠块、雪梨块、鲜百合一起放入锅里，用大火烧开后改用小火，煮20分钟即可。

老中医说

搭配五味，养好五脏。

苦属心，酸属肝，甜属脾，辛属肺，咸属肾。

进入处暑后肺经当值，人们容易出现口干鼻燥、咽干唇焦的燥症，中医认为"肺气太盛可克肝木，故多酸以强肝木"，所以在处暑时节应吃一些酸性食物。同时还应多摄入甘凉多汁的蔬菜、水果，以补充维生素和水分，防止秋燥。还要护好肚脐，避免寒气直冲肠胃，发生急性腹痛、腹泻、呕吐等不适。

处暑养生

处暑，暑天趋于结束。

"处"有躲藏、终止之意。处暑表示暑热结束，气温逐渐下降。

处暑时日夜温差将逐渐增大，但白天气温仍较高，早晚时段注意不能太贪凉，要随温度变化增减衣服。秋燥时节，还要注意不吃或少吃辛辣、油炸等食品，辣椒、花椒、姜等调料也要注意用量，适度即可。处暑后，会有"秋乏"感，为防止影响正常工作、学习和生活，需要调整作息习惯和方式，做到早睡早起、适当午休、多运动。

白露

红薯枸杞子粥

此粥性质温和，易于消化和吸收，能调理脾胃。

红薯富含膳食纤维、胡萝卜素、维生素以及多种微量元素，能够补中和血、益气生津、宽肠胃，缓解便秘。

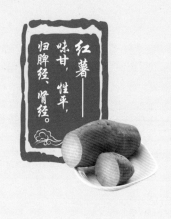

红薯——
味甘，性平，
归脾经、肾经。

原料：

大米 60 克
红薯 100 克
枸杞子适量

做法：

大米、枸杞子洗净，红薯洗净去皮，切小块备用。

将大米放入锅中，加入适量水烧开，再放入红薯、枸杞子，煮至米浓稠、红薯软烂即可。

老中医说：

江浙民间有在白露这一天吃红薯的习俗，认为此日吃红薯可减少胃病的发作。红薯在明代被医家李时珍列为"长寿食品"，除了可以预防胃病，还有保护心脏，预防肺气肿、糖尿病等功效。白露时节喝碗红薯粥，既能缓解秋凉，又能防秋燥。但食用红薯不宜过量，以免出现烧心、反酸、腹胀等不适症状。除了红薯粥，银耳粥、莲米粥、芝麻粥、大枣粥、玉米粥等也是不错的选择，不同的粥有不同的养生功效，不同体质的人可选择食用。

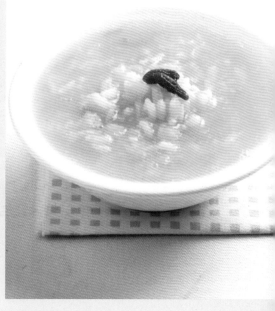

红薯也可蒸熟压成泥煮粥，增加软糯的口感。

红薯能迅速中和米、面、肉、蛋等产生的酸性物质，维持人体血液酸碱平衡，有助于身体保持健康。

麦冬雪梨炖瘦肉

生津解渴
润肺止咳

麦冬的块根是中药，有生津解渴、润肺止咳之效。雪梨味甘，性寒，含苹果酸、柠檬酸、维生素、胡萝卜素等，具有生津润燥、清热化痰、养血生肌之功效，特别适合秋天食用。

白露的一些风俗

福建福州民间有"白露必吃桂圆"之说，正好白露节气是桂圆的成熟期，甜度最高，口感最好。湖南郴州地区在这一天有自酿米酒的习俗，用以自饮或待客，称为"白露米酒"。老南京人有饮"白露茶"的传统，就是用白露当天采摘的茶叶泡茶，它不像春茶不经泡，也不像夏茶干涩、味苦，而是有一股独特的甘醇味。白露茶可以润肤、除燥、生津、润肺、清热、凉血，十分有利于秋天的养生保健。

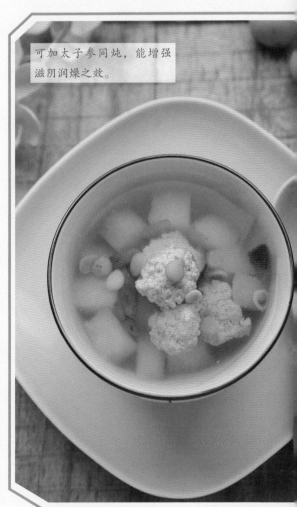

可加太子参同炖，能增强滋阴润燥之效。

原料：

雪梨 1 个
猪瘦肉 200 克
麦冬 10 克
北杏仁 15 克
盐适量

做法：

麦冬浸软洗净；猪瘦肉剁碎团成肉丸；雪梨去皮洗净切小块；北杏仁洗净。将上述食材放入炖盅中，加入适量水，炖 2.5 小时，最后加盐调味即可。

老中医说：

中医认为，秋季养生重在养肺。这是因为秋季天气干燥，容易伤肺，这样会导致许多肺部疾病的发生，所以在这个季节我们要重点保养肺部。麦冬雪梨炖瘦肉因为添加了润肺的食物雪梨和麦冬，可以益气生津，润肺止咳，补气阴之不足。

白露

白果
炒芹菜

色泽艳丽，口感清脆，
营养美味，清热解暑。

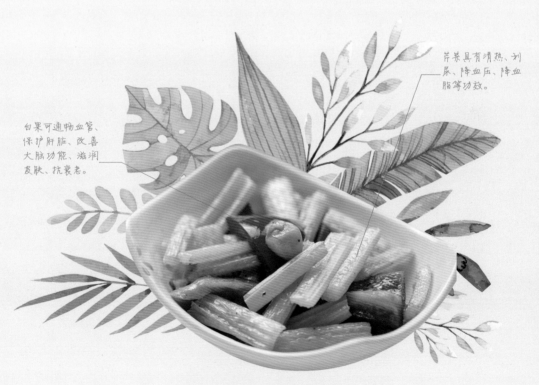

芹菜具有清热、利
尿、降血压、降血
脂等功效。

白果可通畅血管、
保护肝脏、改善
大脑功能、滋润
皮肤、抗衰老。

芹菜焯水时可以加入少许盐，
这样焯出来的菜颜色更鲜亮、翠绿。

原料及做法

白果不能生吃，
也不能多吃。

白果分药用和食用两种，
药用白果略带涩味，
食用白果口感清爽。

原料：
白果 10 克
芹菜 150 克
红甜椒 1 个
盐、葱末、蒜末各适量

做法：
芹菜去叶留茎，抽去老筋，洗净切段；白果洗净；红甜椒洗净切块。锅内放水烧开，放入白果煮 2 分钟后捞出；再放入芹菜和少量盐，焯水后捞出。油锅烧热，下葱末、蒜末炒香，放入芹菜、红甜椒，翻炒一会儿，再放入白果，加入盐，炒均匀即可盛出食用。

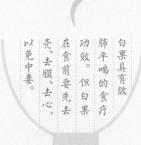

白果具有敛肺平喘的食疗功效。但白果在食前要先去壳、去膜、去心，以免中毒。

药膳形是食物，性是药品，在用膳时，应本着"因人施膳、因时施膳"这一基本原则。白露节气，热降液生，万物得根，人体阳气进一步敛降，进补药膳要结合天气和个人体质两方面。

老中医说

寒者热之，
热者寒之。

辛甘淡味为阳，
酸苦咸为阴。

白露之时，虽尚在初秋，但阴气渐重。中医把四季当中出现的气候变化称为"风寒暑湿燥火"，秋季的气候变化便是"燥"。燥，五行属金，是秋季的主气，在饮食上可适当食用西红柿、百合、莲藕、山药、梨等滋阴食物，以益胃生津，养肺润燥。

白露养生

白露，
八月节。

八月节，秋属金，
金色白，阴气渐重，
露凝而白也。

白露过后，天气转凉，暑气渐渐消失，俗语云"白露秋分夜，一夜冷一夜"，气温下降速度加快，此时要注意保暖，以免着凉，因早晚温差较大，出门可带一件外套。有人还会出现四肢冰冷、畏寒、尿频等症状，这是肾气虚弱所致，此时需要补肾气。还可坚持每晚睡前泡脚，促进全身血液循环，泡到身体微微出汗即可。

蒜蓉苋菜

野苋菜含有大量膳食纤维，食用后可刺激肠胃蠕动，加快新陈代谢，可缓解高血压、冠心病、肥胖、糖尿病等。大蒜性温，味辛，可温中健胃，消食理气。

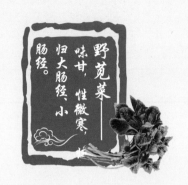

野苋菜，味甘，性微寒，归大肠经、小肠经。

原料：

野苋菜 200 克

大蒜、盐各适量

做法：

野苋菜去掉老根，洗净，沥干水分，掐成段；大蒜拍碎。锅烧热，倒油，先下几粒蒜碎爆香，再放入野苋菜大火翻炒，炒至八成熟，待野苋菜变软，倒入剩余蒜碎翻炒几下，炒出蒜香，马上关火，加盐调味即可。

节气小知识：

秋分日，民间有"秋分吃秋菜"的传统。野苋菜，乡人称之为"秋碧蒿"，素有"长寿草"之美称。其做法一般是与鱼片"滚汤"，名曰"秋汤"。民间有顺口溜云："秋汤灌脏，洗涤肝肠。阖家老少，平安健康。"此食俗与春分日吃春菜类似，因此，秋季吃秋菜，顺应天时，对身体也大有益处。不仅可以促进骨骼生长，还能增强人体免疫功能。

野苋菜不仅可以炒着吃，还可拌着吃，做成馅也很美味。

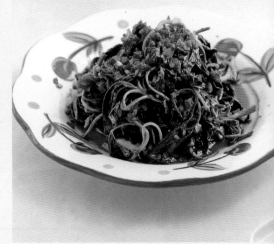

野苋菜可缓和止痛、收敛、利尿、解热；种子能利尿、明目。但气虚、寒湿久痢者忌服。

鱼腥草炒鸡蛋

清热解毒
滋阴润肺

此道药膳有清热解毒、滋阴润肺的功效，适用于肺炎、肺脓疡、痈肿、虚劳出血、目赤、热痢等症。

鱼腥草味辛，性微寒，归肺经，入药有清热解毒、消痈排脓、利尿通淋的功效。

鸡蛋中蛋白质的氨基酸比例很适合人体生理需要，易于吸收，营养价值很高。

原料：
鱼腥草 50 克
鸡蛋 2 个
盐、料酒各适量

做法：
鱼腥草洗净切段；鸡蛋在碗中打散，加少许水搅匀。炒锅倒油烧热，放入鱼腥草段，加适量料酒翻炒，然后倒入打散的鸡蛋液，待凝固后翻炒均匀，最后加盐调味即可。

秋分注重养胃

秋分时节，天气转凉后，养生不能总靠"贴秋膘"，也要注意养胃，因此，饮食以适度为宜，不宜暴饮暴食，少吃冷、烫、硬、辣、黏的食物，避免食物在消化的过程中对黏膜造成损伤。一天三顿饭要定时定量，保持有节制的饮食，不宜饭后立即运动或工作，秋季外出也要注意胃部的保暖。

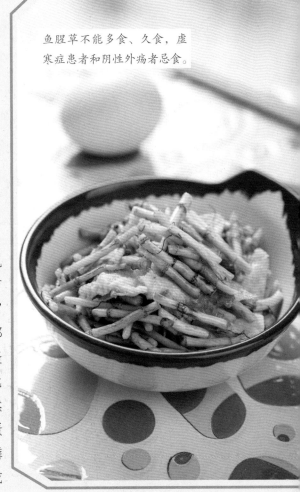

鱼腥草不能多食、久食，虚寒症患者和阴性外疡者忌食。

食材小知识：

"秋分到，蛋儿俏"，每年的秋分节气，民间会有"竖蛋"的习俗，很多地方都要在这天举行"竖蛋"的趣味游戏或比赛。"竖蛋"后当然少不了吃蛋，鸡蛋富含蛋白质以及卵磷脂、叶黄素等保健成分，是老人、小孩、体弱者补充营养的较佳食物。

蔗汁蜂蜜粥

此粥适用于热病后津液不足、肺燥咳嗽、大便干结患者食用。

甘蔗可清热解毒、生津止渴、滋阴润燥。蜂蜜可清热、润燥、止痛、解毒、养颜。

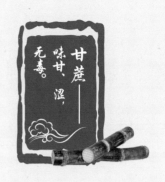

甘蔗——味甘，湿，无毒。

原料:

甘蔗汁100毫升
蜂蜜50毫升
大米50克

做法:

将大米洗净煮成粥，待熟后调入蜂蜜、甘蔗汁，再煮5分钟即成，每日1次，连食3~5天。

老中医说:

秋季容易上火，常常感到鼻、咽干燥不适，这时吃些生津止渴、润喉去燥的水果，会使人顿觉清爽舒适，如梨和甘蔗。中医认为，甘蔗入肺、胃二经，具有清热、下气、生津等功效。此外柑橘也是秋季的应季水果，橘皮有理气健胃、燥湿化痰之效，可用橘皮泡水喝，保健效果更佳。

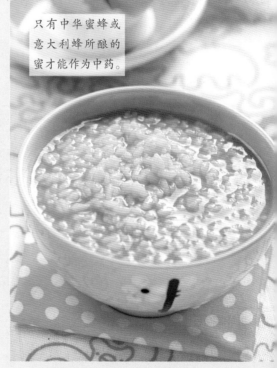

只有中华蜜蜂或意大利蜂所酿的蜜才能作为中药。

甘蔗常见的有青皮甘蔗和紫皮甘蔗。青皮甘蔗多用于制糖业，因其含糖量远高于紫皮甘蔗，而且质地较硬，不易咬动。紫皮甘蔗口感好，汁水多，适合直接吃。

百合南瓜粥

健脾和胃
养心安神

鲜百合可润肺止咳、养心安神、解渴润燥、美容养颜、防癌抗癌。

干百合可理脾健胃、利湿消积、宁心安神。

南瓜性温，味甘，可排毒养颜、强身健体、健脾和胃。

秋分的养生建议

秋分之后天气转凉，早晚温差较大，这个时候更要适当增减衣物，注意保暖，避免着凉。同时要养成早睡早起的好习惯，避免熬夜，因为夜愈深，寒气愈重，寒气很容易侵入体内，导致腹痛、腹泻、咳嗽等疾病。秋分后人们应收敛神气，保持神志安宁。

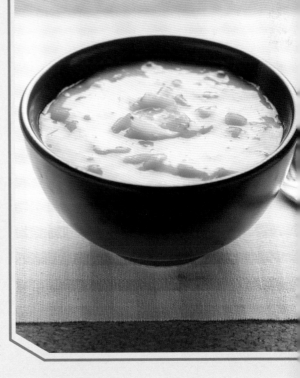

此粥也可用鲜百合，味道更鲜，口感更好。

原料：

南瓜 250 克
糯米 100 克
干百合 20 克
冰糖适量

做法：

干百合洗净；南瓜去皮切小块；糯米浸泡 2 小时。将糯米、干百合、南瓜块一起放入锅中，加适量水大火煮沸后转小火熬煮，待糯米和南瓜煮到熟烂后，加入冰糖，搅拌均匀即可。

老中医说：

秋天是流感高发季节，南瓜中的南瓜多糖、维生素E、胡萝卜素，可增强机体免疫力，从而可以预防秋季流感。南瓜中的果胶能控制食后血糖上升，降低血液中胆固醇浓度。

紫菜枸杞子茶

寒露

此茶可补肝益肾、养血和血，适用于贫血患者。

紫菜能软坚散结、清热化痰、利尿、补肾、养心。

枸杞子味甘，性平，可滋肾、润肺、补肝、明目。

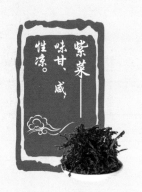

紫菜味甘、咸，性凉。

原料：

紫菜 6 克
枸杞子 5 克

做法：

将紫菜拣去杂质，装入布袋中，封口，挂线备用；枸杞子洗净，晒干或烘干。饮用时取 1 袋紫菜，放入茶杯中，加入枸杞子，用刚煮沸的水冲泡，加盖闷 15 分钟即可，每袋可连续冲泡 3~5 次。

食材小知识：

紫菜的蛋白质、铁、磷、钙、核黄素、胡萝卜素等含量较高，故有"营养宝库"的美称。紫菜可补血，增强记忆力，促进骨骼、牙齿的生长发育。紫菜可以做成各种汤品，如紫菜蛋花汤、猪肝紫菜汤、紫菜木瓜汤、西红柿紫菜牛肉汤、绿豆薏米紫菜汤等，搭配不同食材，功效也不同。此外，紫菜还可凉拌，或做成紫菜包饭。

枸杞的芽尖和嫩叶可制成枸杞叶芽茶，可明目、通便、降低血压。

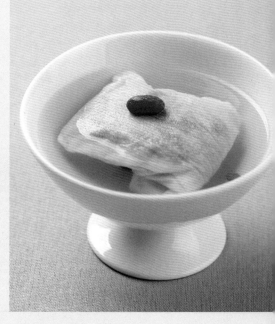

产妇食用此茶后可滋补身体，加快身体的恢复。胃肠消化功能不好的人或腹痛、便溏的人不宜饮用此茶。

寒露时节宜运动养生

寒为寒冷，露为白露。寒露的意思是气温比白露时低，地面的露水更冷了，快要凝结成霜。这个节气要避免剧烈运动或过度劳累，以免耗散精气津液。如果锻炼中出汗较多，就会耗散元气，反而达不到增强体质的目的。寒露时晨练应避开早雾，以免诱发慢性呼吸道疾病，运动宜选择太极拳、瑜伽、散步等舒缓的方式。

大枣莲子小麦粥

寒露喝粥

暖身又养生

大枣可益气补血、健脾和胃，其维生素含量非常高，有"天然维生素丸"的美誉。莲子可补脾止泻、止带、益肾涩精、养心安神。小麦也可作为药用，可养心安神、除烦去燥。

原料：
大枣2颗
莲子3颗
小麦60克
大米60克

做法：
将大枣、莲子（去心）、小麦、大米分别洗净，然后放入电饭锅内，加入适量水，打开煮粥功能，熟后即食。

老中医说：
肺在五行中属金，故肺气与金秋之气相应，此时燥邪之气易侵犯人体而耗损肺气之阴精。饮食应以滋阴防燥、润肺益胃为原则。用百合、大枣、莲子等煮粥，可养阴润肺、健脾和胃。但体内湿热偏盛、外感咳嗽、大便干结者不宜食用这些食物。

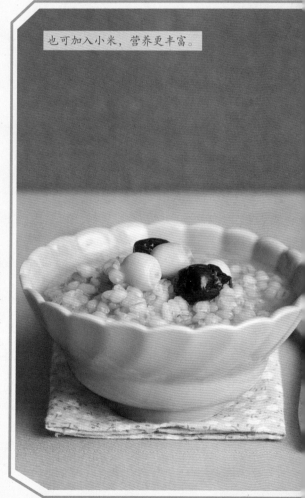
也可加入小米，营养更丰富。

山楂粥

山楂有开胃、消食、活血化瘀的功效，具有降血脂、降血压、强心、抗心律不齐等作用。

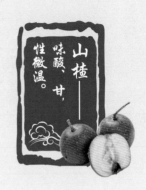

山楂——味酸、甘，性微温。

原料：

山楂 30 克

大米 100 克

冰糖适量

做法：

大米洗净，山楂洗净。锅中加适量水，大火煮开，放入山楂、大米煮至滚时稍微搅拌，再改中小火熬煮 30 分钟，最后加入冰糖煮溶即可。

老中医说：

秋季多吃山楂既开胃又助消化。山楂含有多种有机酸，可促进胃液分泌，提高胃蛋白酶活性，促进蛋白质的消化；山楂含有的脂肪酶，还能促进脂肪的分解。孕妇忌食山楂，以免诱发流产。脾胃虚弱者、血糖过低者均不宜生食山楂。另外，山楂不宜空腹食用。

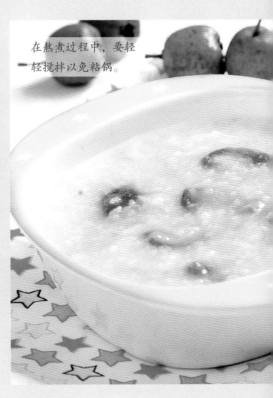

在熬煮过程中，要轻轻搅拌以免粘锅。

脾胃虚弱者不宜生食山楂，健康的人也应有所节制，尤其是儿童，正处于牙齿更替时期，贪食对牙齿生长不利。

板栗百合煲鸡脚

秋栗润肺益胃

抗衰老

百合味甘，性寒，归心经、肺经，可养阴润肺、清心安神。

鸡脚富含胶原蛋白、骨类黏蛋白等，有健筋骨、滋胃液、滑皮肤、助血脉、固肾壮骨之功效。

板栗味甘，性温，含有丰富的维生素C，有养胃健脾、补肾壮腰、强筋活血、止血消肿等功效。

寒露注意保暖

寒露时节气温变化较大，昼暖夜凉，是心脑血管疾病、哮喘、肺炎等疾病的高发期。此时，要注意早睡早起，早睡可顺应阳气收敛，早起可使肺气得以舒展。注意休息，保证充足的睡眠，保持饱满的精神。同时，还要注意保暖，以防身体受凉，从而引起哮喘、咳嗽等疾病的发作。

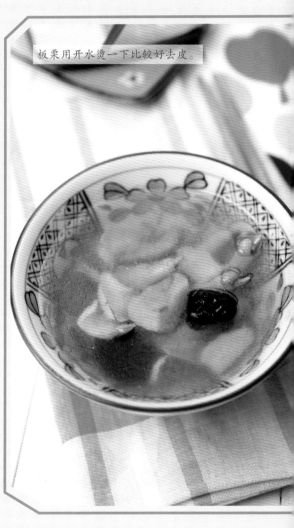

板栗用开水烫一下比较好去皮。

原料：

鸡脚250克

板栗100克

百合50克

生姜、蜜枣、盐各适量

做法：

鸡脚洗净，斩成两段，放滚水中煮5分钟，取出过冷水；板栗去衣；百合洗净。锅内加水烧开，放入鸡脚、板栗、生姜、蜜枣煲2小时，加入百合再煲半小时，最后加盐调味即可。

老中医说：

寒露时节，雨水渐少，天气干燥，此时人们汗液蒸发较快，因而常出现皮肤干燥、干咳少痰的现象。此时适宜吃一些滋阴防燥、止咳嗽的食物，如板栗、芝麻等。板栗素有"干果之王"的美誉，适宜脾肾亏虚、慢性泄泻者食用，但大便干结、血糖偏高者不宜食用。

罗汉果柿饼汁

罗汉果味甘，性凉，归肺经、大肠经，有润肺止咳、生津止渴的功效，适用于肺热或肺燥咳嗽、百日咳及暑热伤津口渴等，此外也能滑肠通便，缓解便秘。

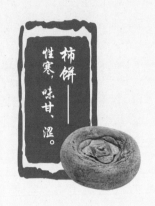

柿饼——性寒、味甘、涩。

原料：

罗汉果5克

柿饼1个

姜片、冰糖各适量

做法：

罗汉果、柿饼洗净，放入锅内，加适量水，用大火煮沸，放入姜片，转小火煲1小时，下冰糖调味，待冰糖溶化即可食用。

食材小知识：

柿饼不仅味甜可口，而且具有清热润肺、生津止渴、健脾化痰的功效。因此，柿饼常配罗汉果、冰糖等煲成滋润糖水，适宜天气干燥、熬夜上火时饮用。柿饼是取成熟的柿子，削去外皮，切片，日晒夜露1个月后，上霜做成的，有白柿、乌柿两种，患慢性胃炎、消化不良、胃溃疡、十二指肠溃疡、慢性肠炎、糖尿病的人均不适宜吃柿饼。

柿饼上的那层白色物质叫柿霜。

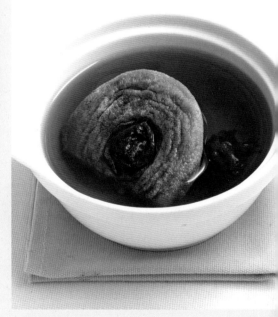

柿霜是晒制柿饼时，随着果肉水分的蒸发而渗出的糖分凝结物，为淡黄色或白色，有润燥、化痰、止咳的作用。

大枣花生仁炖猪蹄

益脾胃、生气血

滋补肾精

此药膳具有益脾胃、生气血、滋补肾精的作用。花生仁健脾养胃，润肺化痰。大枣补中益气，养血安神。猪蹄补气血，润肌肤，通乳汁。

霜降养生宜补气血

民间有谚语云："补冬不如补霜降"，认为比起冬天的进补，霜降时节的秋补会更有效果。补物则逃不过秋天肥硕的鸭和鲜香的羊肉，煲汤时最好还要加上党参、当归、熟地黄和黄芪四味中药，可补气补血。但总体来说，此时进补以淡补为原则，饮食要多样化，讲究粗细搭配，荤素搭配。

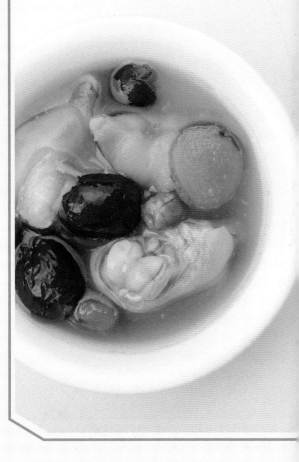

血脂偏高者不宜食用此汤。

原料：

猪蹄1只

花生仁50克

大枣20克

料酒、米醋、盐各适量

做法：

猪蹄洗净剁块；花生仁和大枣洗净，放入冷水中浸泡1小时备用。猪蹄块放入滚水中余烫1分钟，捞出洗净。将猪蹄块、花生仁、大枣、泡花生仁的水、料酒、米醋和盐依次放入锅中，加入适量水，小火炖至熟烂即可。

老中医说：

秋天是极易引发支气管疾病的季节，多吃些花生仁，不仅能补充营养，还能止咳。此外，有慢性支气管炎或久咳致肺肾两虚者，可多吃些清热化痰的食物。

葛根首乌玉米面饼

玉米具有调中开胃、益肺宁心、清湿热、利肝胆、延缓衰老等功效。玉米一直都被誉为长寿食品。

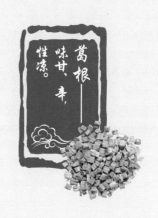

葛根
味甘、辛，性凉。

原料：

玉米面 100 克

小米粉 60 克

糯米粉 60 克

何首乌粉 30 克

葛根粉 30 克

红糖 10 克

葱花、姜末、盐、油各适量

做法：

将上述各种面和粉混合均匀，并调入红糖，加适量温开水，揉合后分成 8 个粉团，擀成 8 个饼状，揉擀过程中，加适量油、葱花、姜末、盐等；平底锅中放入适量油，刷匀锅底，小火烧至油微热，将饼逐个放入，用小火边煎边烘烤，烤至酥香松软时即可。

食材小知识：

玉米味道香甜，可做各式菜肴，如玉米烙、玉米汁等，适合脾胃气虚、营养不良、动脉硬化、肥胖、脂肪肝、便秘、肾炎等患者食用。秋冬季节是心血管疾病的高发时节，多吃玉米，可以有效预防心血管疾病的发生。

何首乌不宜多食、久食。近年来，有不少因过量食用何首乌引起肝损伤的报道。

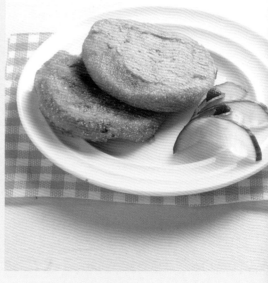

玉米在粤语中称为"粟米"，闽南语称作"番麦"。

霜降养生宜强肺

霜降一般在农历九月，此时秋高气爽。中医认为，霜降时肺金主事，可适当加大运动量，以增强肺功能。秋天比较适合爬山，爬山可呼吸新鲜空气，清除肺部浊气，还可舒缓心情。另外，还可选择广播体操、健美操、太极拳、太极剑、球类运动等。

橄榄蒲公英粥

清热解毒
消肿止痛

蒲公英味苦，甘，性寒，入肝经、胃经，可清热解毒、酒精中毒和鱼蟹之毒，并有清热、化痰、消积食和利咽喉、利尿散结。

新鲜橄榄含有丰富的营养物质，可解煤气中毒之功效。

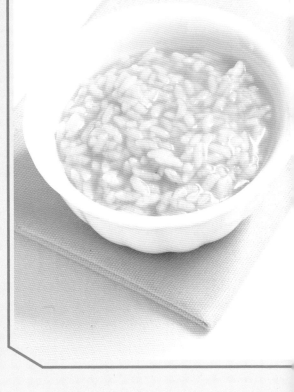

蒲公英全草入药，可炒食、做汤，也可泡水喝，但脾胃虚寒、慢性肠炎患者不宜食用。

原料：

蒲公英 15 克
橄榄 50 克
白萝卜 100 克
大米 100 克

做法：

将蒲公英、橄榄、白萝卜捣碎，装入纱布袋，放入锅内，加水适量，水煎 20 分钟，去渣后与淘洗干净的大米一同煮粥即可。

食材小知识：

橄榄营养丰富，果肉内含蛋白质、碳水化合物、脂肪、维生素 C 以及钙、磷、铁等矿物质，其中维生素 C 和钙含量很高，容易被人体吸收，尤适于女性、儿童食用。冬春季节，每日嚼食两三枚鲜橄榄，可防止上呼吸道感染，还可保护胃黏膜。

立冬

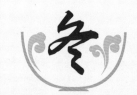

乌鸡连骨（砸碎）熬汤滋补效果最佳，具有滋阴清热、补肝益肾、健脾止泻等作用，可防治骨质疏松、佝偻病、女性缺铁性贫血等症。

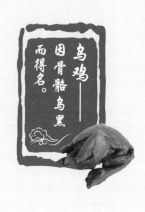

乌鸡因骨骼乌黑而得名。

大枣当归乌鸡汤

原料：

乌鸡 1 只

当归 10 克

大枣 2 颗

姜片、盐各适量

做法：

　　乌鸡清理内脏后洗净，入开水锅中余烫，去除血水后再清洗干净；当归洗净；大枣洗净去核，切片。把上述食材放入锅中，加入姜片，加入适量水，大火烧沸后转小火慢炖，炖至乌鸡熟烂，加盐调味即可。

节气小知识：

　　立冬代表冬季来临。饮食上可多吃温热补益的食物，如乌鸡、羊肉等。广东潮汕地区在立冬这天有吃药膳进补的习俗，进补药膳的食材有人参、当归、枸杞子、西洋参、鱼胶、冬虫夏草、茯苓等。俗语说"三九补一冬，来年无病痛"，但是进补时，要使胃肠有个适应的过程，最好先做引补。

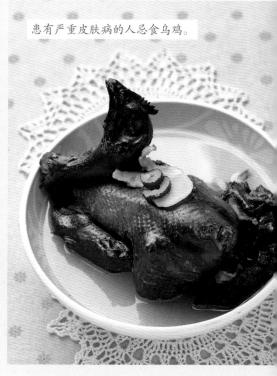

患有严重皮肤病的人忌食乌鸡。

立冬进补时，不同体质者选用的食物也不同。阳气偏虚者选羊肉、鸡肉等；气血双亏者用鹅肉、鸭肉、乌鸡等；燥热者选用枸杞子、大枣、木耳、黑芝麻等。

虫草川贝炖瘦肉

润肺止咳

补肾养血

此汤具有润肺、止咳、补肾养血、滋阴润燥的功效。

虫草具有补肺肾、止咳嗽、益虚损、养精气之功效。

川贝有润肺止咳、化痰平喘、清热解毒的功效。

原料：

虫草1克

南沙参5克

川贝3克

北杏仁3克

猪瘦肉120克

陈皮、姜片各适量

做法：

　　猪瘦肉洗净切块，汆水后沥干；虫草加热水泡10分钟。将所有原料一起放入锅中，加入适量水，大火烧开后转小火，炖3个小时即可。

立冬宜吃苦

　　冬季应多吃苦味的食物，原因是冬季为肾气旺盛之时，而肾主咸，心主苦。从中医五行理论来说，咸胜苦，肾水克心火。民间还有谚语"立冬补冬，补嘴空"，立冬时节，人们会通过食物犒赏自己，北方爱吃倭瓜馅饺子，南方爱吃鸡鸭鱼肉等滋阴扶阳的食物。

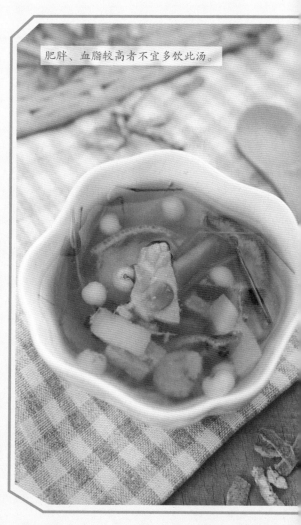

肥胖、血脂较高者不宜多饮此汤。

老中医说：

　　立冬时节，不同地区进补食物不同。西北地区天气寒冷，进补宜大温大热，可食牛肉、羊肉等；长江以南气候相对温暖，进补以清补甘温为主，可食鸡肉、鱼肉；偏燥的高原地区则以甘润生津之品为宜。

立冬

人参枸杞子煲土鸡汤

补脾益肺、生津止渴、安神定志、补气生血。

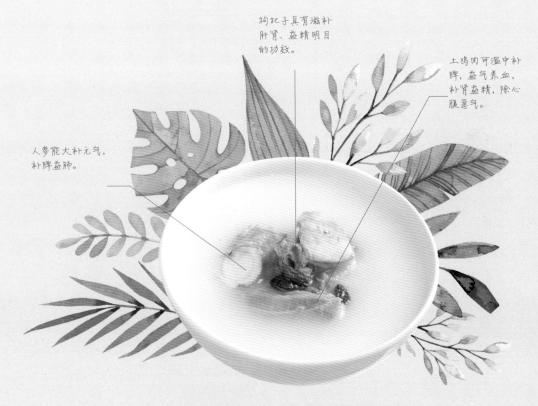

枸杞子具有滋补肝肾、益精明目的功效。

土鸡肉可温中补脾，益气养血，补肾益精，除心腹恶气。

人参能大补元气，补脾益肺。

这道药膳适合气阴两虚者食用，内火旺盛者应少吃。

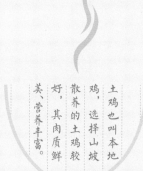

养生与健康，离不开药膳，又不止于药膳。药膳"过补"或"不及"都不利于身体健康。在冬季，饮食上可多吃温热补益的食物。此道鸡汤，加了人参，大补身体，符合冬季养生原则。

原料及做法

药材入汤，
暖身滋补。

人参鸡汤，是较具代表性的传统药膳之一。

原料：

土鸡 1 只　　料酒、姜片、
人参 10 克　　盐各适量
枸杞子 15 克

做法：

土鸡剁成小块洗净，然后氽水，洗净杂质。取砂锅放入鸡肉块、姜片、人参，然后加水盖过鸡肉块，加适量料酒，大火煮开后，转小火炖煮 1 小时，再加入枸杞子煮半小时，最后加盐调味即可。

老中医说

知其所犯，
以食治之。

以四气五味调和人与自然之平衡。

冬天是滋补身体的季节，根据自身条件适当选用药膳进补，既可增加热量御寒，又能加强营养，调理身体。气虚体质的人，可多食具有益气健脾功效

的食物，如黄豆、鸡肉、香菇、大枣、桂圆、蜂蜜等。血虚体质的人，如有头昏眼花、心悸失眠、面色萎黄、嘴唇苍白等，可以适当服用首乌、阿胶、当归等。

立冬养生

立冬，
十月节。

立，建始也，
冬，终也，
万物收藏也。

立冬意味着冬季正式来临。人在寒冷的天气，应该多吃一些温补的食物，不仅能使身体更强壮，还有很好的御寒作用。同时也要加强锻炼，每天坚持步行半小时以上，活动双脚，早晚坚持揉搓脚心，以促进血液循环。民谚说："冬天动一动，少闹一场病；冬天懒一懒，多喝药一碗。"可见，冬天锻炼是很有好处的。

立冬

桂圆莲子八宝粥

此粥可补气养血、安神、防癌抗癌。桂圆益心脾，补气血。莲子补脾止泻、止带、益肾涩精、养心安神。

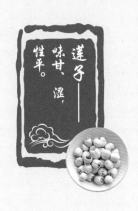

莲子，味甘、涩，性平。

原料：

银耳 1 大朵

莲子 10 粒

干桂圆 5 粒

核桃 2 个

大枣 2 颗

赤小豆 50 克

薏米 50 克

糯米 50 克

冰糖适量

做法：

将银耳用凉水泡开，然后去蒂撕成小朵；莲子去心；桂圆去外壳；核桃去壳取仁。将除冰糖外所有原材料都清洗干净，放入高压锅中，再放入适量清水，煮熟，最后加冰糖拌匀即可。

老中医说：

喝热粥是立冬养生的不错选择。在寒冷的气温下，喝上一碗热乎乎、香甜可口的粥，不但可以养脾胃、滋补身体，还能美容养颜、延年益寿。比如小麦粥可养心除烦，芝麻粥可益精养阴，萝卜粥可消食化痰，茯苓粥可健脾养胃，大枣粥可益气养阴，可根据自己的体质和喜好选择适合自己的美味粥品。

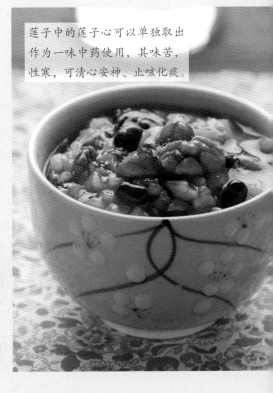

莲子中的莲子心可以单独取出作为一味中药使用，其味苦，性寒，可清心安神、止咳化痰。

老母鸡白菜汤

养胃生津

利尿通便

白菜具有养胃生津、除烦解渴、利尿通便、清热解毒等功效，可净化血液、疏通肠胃、促进新陈代谢，适合大众食用。

鸡肉味甘，性微温，能温中补脾、益气养血、补肾益精。

立冬记得多喝水

立冬意味着进入冬季，冬季天气干燥，阴盛于外，阳伏于内，人体很容易阴虚内燥，因此要注意多补充水分。另外，冬季日常饮食最好也要有汤水相伴，俗话说"饭前先喝汤，胜过良药方"，饭前喝汤，可以润滑食物下咽通道，以免干硬食物刺激消化道黏膜，还有利于食物的消化吸收。

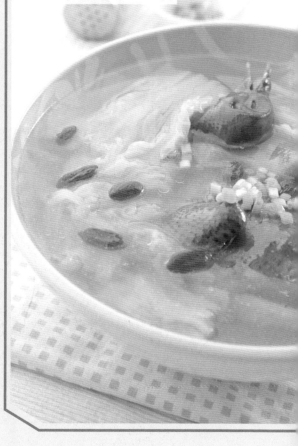

最好在白菜快熟时放盐，以免影响白菜的甜脆口感。

原料：

老母鸡1只

白菜30克

枸杞子5克

盐、料酒、姜片、葱段、葱花各适量

做法：

白菜洗净，切成片；老母鸡处理干净，氽水捞出冲洗干净。将老母鸡放入锅中，放入姜片、葱段，加水，大火烧开后改小火，鸡肉炖烂时放入白菜、枸杞子略煮，再放入盐、料酒，最后拣出姜片、葱段，装入大汤碗内，撒上葱花即可。

食材小知识：

立冬要多吃白菜，因为白菜含水量高，而且富含维生素，多吃可滋阴润燥、护肤养颜、抗氧化、抗衰老，并且大白菜物美价廉，相较于娃娃菜性价比更高。但大白菜性偏寒凉，胃寒腹痛、大便清泻及寒痢者不可多食。

小雪

莲子益智仁大米粥

此粥有温补脾胃、散寒缩尿的功效，适用于脾胃虚寒所致的畏寒怕冷、手足发凉等症。益智仁，一种中药材，具有温脾止泻摄涎、暖肾固精的功效。

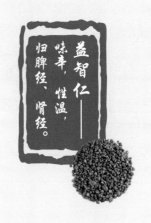

益智仁——味辛，性温，归脾经、肾经。

原料：

莲子 30 克
益智仁 20 克
大米 100 克
白糖适量

做法：

莲子洗净去心，浸泡 4 小时；益智仁洗净；大米洗净浸泡半小时。将莲子、益智仁和大米放入锅中，加适量水，大火煮沸后转小火再煮半小时，最后加白糖调味即可。

老中医说：

小雪时节，天已积阴，此时日照减少，天气阴冷晦暗，阳气潜藏，阴气盛极，万物活动趋向休止，外出时要注意保暖，保护阳气。喝粥是驱寒养脾胃的首选，明代医家李时珍在《本草纲目》中也提到粥能"益气、生津、养脾胃、治虚寒"。小雪时节，还要多晒太阳，以增强人体阳气，并达到温通经脉的作用。

益智仁入药以个大、饱满、气味浓者为佳。

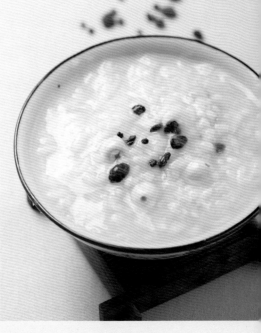

益智仁不仅可以做粥，也可做汤，还可直接泡水喝，可驱除体寒、利肾脏、治脾虚。但要注意，阴虚火旺者禁服。

板栗烧牛肉

补肾健脾
益胃平肝

板栗有补肾健脾、益胃平肝、活血止血等功效,被称为『肾之果』。

牛肉含有丰富的蛋白质、氨基酸,有补中益气、滋养脾胃、强健筋骨、化痰息风、止渴止涎的功效。

小雪的其他习俗

小雪节气,民间有腌菜的风俗,如老南京有"小雪腌菜、大雪腌肉"的说法。古时冬季没有当季的蔬菜可食用,腌菜可以帮助人们度过严寒的冬天,且腌菜具有助消化、消油腻、调节脾胃等作用。南方某些地方还有吃糍粑的习俗,糍粑由糯米制成,能有效帮助人体贮存热量,但不宜多吃。

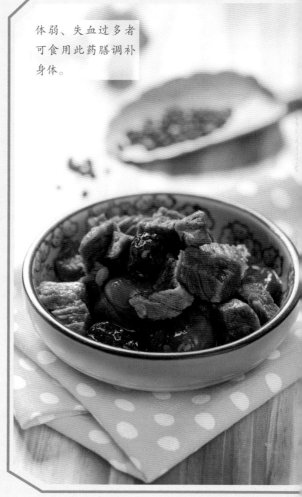

体弱、失血过多者可食用此药膳调补身体。

原料:
牛肉 200 克
板栗 100 克
大枣 5 颗
葱末、姜末、盐、酱油、花椒、草豆蔻、八角各适量

做法:
牛肉切块洗净余水;板栗去壳。油锅下板栗煸炒至表皮发黄,取出。油锅烧热,放入草豆蔻、八角、花椒,略炒后倒入牛肉煸炒,再放入盐、酱油、葱末、姜末,炒 20 分钟后捞出装入汤锅中,加水炖 2 个小时;然后再放入板栗和大枣炖 1 个小时,最后用大火收汁即可。

老中医说:
小雪时节应遵循"秋冬养阴""无扰乎阳"的原则,饮食不宜生冷,也不宜燥热,宜食用滋阴潜阳的食物,如板栗、腰果、芡实、山药、核桃、黑芝麻等。

党参
大枣炖鸡

补血补气、增强体质，
适合体虚、血虚的女性食用。

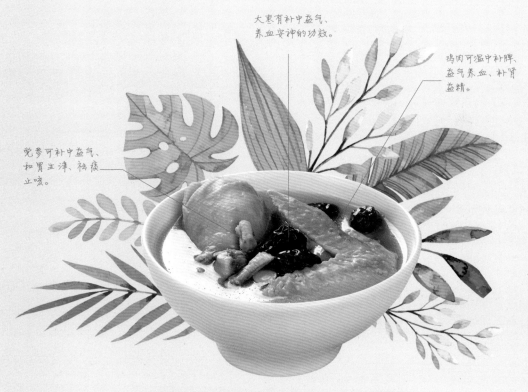

大枣有补中益气、
养血安神的功效。

鸡肉可温中补脾、
益气养血、补肾
益精。

党参可补中益气、
和胃生津、祛痰
止咳。

论鸡肉的营养价值，以乌鸡最佳，
其次可选当地土鸡。

原料及做法

党参和大枣，
皆可补气养血。

加枸杞子同食，
还可护肝养肝。

原料：

公鸡 500 克
大枣 10 颗
党参 10 克
盐、姜片各适量

做法：

鸡洗净剁块，开水下锅氽去血沫，洗净备用。汤煲中依此放入鸡块、党参、大枣和姜片，放冷水烧开撇去浮沫，小火炖 2 小时左右，加盐调味，肉熟即可食用。

此汤性质平和，气血虚者每个星期可以服用两次来进补。

药膳"寓医于食"，既将药物作为食物，又将食物赋以药用，药借食力，食助药威，二者相辅相成，相得益彰。此道药膳结合党参和大枣的功效，于饮食中得以养生保健，更易为人所接受。

老中医说

天人合一，
顺时养生。

以药物来补益食物，
可达到更高价值。

唐代医家孙思邈《修养法》中云："宜减辛苦，以养肾气。"小雪时节，多吃温润益肾的食物，如木耳、羊肉、牛肉、鸡肉、玉米、枸杞子、荞麦、白果、胡萝卜、银耳、红枣、黑米、桑葚、黄精等，同时可配合药材进行调养。

小雪养生

小雪，
气寒而将雪。

小雪三候：
一候虹藏不见；
二候天气上升，地气下降；
三候闭塞而成冬。

小雪养生注重"藏"，保持精神安静，减少过多的户外活动，适当晚起。起居要做好御寒保暖，防止感冒。白天室内要注意开窗通风，寒冷干燥的室内，大多数人会感到口鼻干燥，易生"内火"，多食清火消食的蔬菜水果，如白萝卜、白菜、冬瓜、苦瓜、香蕉等食物。每天晚上上床睡觉前，最好用热水泡脚。

黄芪泥鳅汤

此汤富含蛋白质、多种维生素和钙、磷、铁等，可润肺健脾、暖腰补肾。

泥鳅具有补中益气、除湿退黄、益肾助阳等功效。

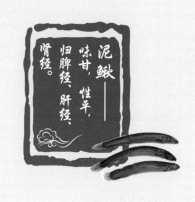

泥鳅——味甘，性平，归脾经、肝经、肾经。

原料：

泥鳅 200 克
猪瘦肉 100 克
大枣 10 颗
黄芪 15 克
花生油、姜、盐各适量

做法：

泥鳅用盐去黏液，去内脏，余水洗净，沥干水分，用花生油煎至两面微黄。猪瘦肉切块，余水洗净。大枣洗净去核，黄芪洗净，姜洗净切片。将除盐外所有食材放入锅中，加入适量水，大火煮沸后转小火煲 1 小时，加盐调味即可。

食材小知识：

泥鳅味道鲜美，营养丰富，高蛋白、低脂肪，故能降脂降压，素有"水中人参"的美称。泥鳅美味滋补，而且容易获得，冬天吃对高血压、高脂血症患者很有好处。泥鳅适合身体虚弱、脾胃虚寒、营养不良者食用，但阴虚火旺者不宜食用。

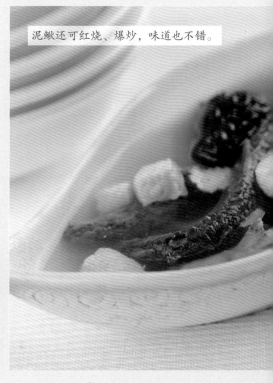

泥鳅还可红烧、爆炒，味道也不错。

泥鳅处理干净后可直接加盐等调味料做成泥鳅汤，汤汁鲜香，肉质鲜嫩。还可略煎后放入炖盅内与豆腐同煲。

大枣木耳瘦肉汤

冬季喝汤
暖胃补身

木耳性平，味甘，入胃经、大肠经，具有滋补润燥、养血益胃、活血止血、润肺润肠的作用。

大枣维生素含量非常高，具有滋阴补阳的功效。

瘦肉较肥肉易于消化，但也不宜多吃，否则会增加发生高脂血症、动脉粥样硬化等心血管疾病的危险。

原料：

猪瘦肉 200 克
木耳 30 克
大枣 3 颗
盐、香菜叶各适量

做法：

　　木耳泡发洗净；大枣洗净去核；猪瘦肉洗净切片，用盐腌 10 分钟。把木耳、大枣放入锅内，加适量水，小火煲 20 分钟后，放入猪肉片煲熟，加盐调味，撒上香菜叶即可。

老中医说：

　　小雪节气，天气较为寒冷干燥，可多吃一些保护心脑血管的食材，如丹参、山楂、木耳、西红柿、芹菜、豆芽菜、萝卜等。平时多饮水也可促进新陈代谢，缓解机体干燥和内热。

小雪要调整心情

　　小雪节气前后，天气常阴冷晦暗，易增抑郁凄冷之情，要注重调整心情，培养乐观情绪，多和朋友参加户外运动，多吃芦笋、猕猴桃、橘子、豌豆、黄豆和深绿色蔬菜，也可以帮助缓解抑郁情绪。另外，粗面粉制品、谷物颗粒、动物肝脏等富含B族维生素的食物，对改善不良情绪也有帮助。专家建议，感觉身心压力大或焦虑抑郁时，不妨吃根香蕉。

木耳泡发时不能久泡，久泡会产生毒素，一般泡 3~4 小时为佳。

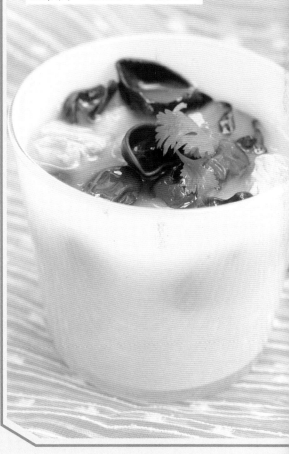

羊肉枸杞子粥

此粥滋肾阳、补肾气、壮元阳，适用于肾虚劳损、阳气衰败所致的阳痿、腰脊疼痛、头晕耳鸣、听力减退、尿频等症。

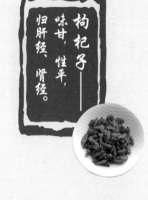

枸杞子——味甘，性平，归肝经、肾经。

原料：

枸杞子 10 克
羊肉 100 克
大米 150 克
盐、葱白、姜片各适量

做法：

枸杞子洗净，羊肉洗净切碎，大米淘洗干净。羊肉、枸杞子、大米、葱白、姜片一同放入砂锅中，加适量水，大火煮沸后转小火煮成粥，最后加盐调味即可。

老中医说：

冬季吃羊肉既能提高人体免疫力，促进新陈代谢，改善人体畏寒症状，又能为人体贮存能量，以利于来年春季阳气的升发，提高身体免疫力。冬季宜吃温补性食物和益肾食物。温补性食物有羊肉、牛肉、鸡肉等，益肾食物有腰果、芡实、山药、板栗、核桃等。另外，多吃黑色食物如木耳、黑芝麻、黑豆等，可补养肾气、润肺生津。

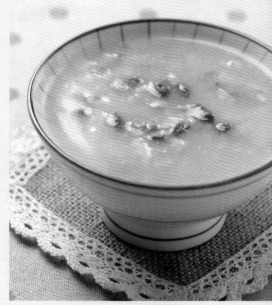

煮粥时放入姜同食，去腥暖身。

生姜在中医药学里具有散寒、止呕、止咳等功效，含有辛辣和芳香成分，冬季吃可暖胃散寒，夏季吃可防暑提神。

枸杞子冬笋煲瘦肉汤

开胃健脾

润肠通便

冬笋含有丰富的蛋白质和多种氨基酸、维生素，以及钙、磷、铁等微量元素，能促进肠道蠕动，既有助于消化，又能预防便秘和结肠癌的发生，还能养肝明目，清热解毒。

枸杞子含有枸杞多糖、甜菜碱等营养成分，有益精明目、滋补肝肾的作用。

大雪的养生建议

大雪顾名思义，雪量大，此时天寒地冻，咳嗽、感冒的人比平时多。中医认为，人体的脚部较容易受寒邪侵袭，俗话说"寒从脚下起"，因此，数九严寒，脚部的保暖尤为重要，热水泡脚能起到暖身保健的作用。另外，还要多吃含糖、脂肪、蛋白质和维生素的食物，有助于贮存能量。

注意，胃炎、肾炎以及尿道结石患者不可食用冬笋。

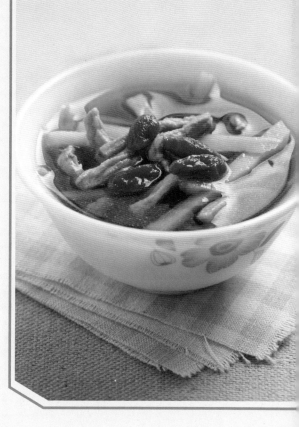

原料：

枸杞子 5 克

冬笋 30 克

猪瘦肉 100 克

盐、酱油各适量

做法：

冬笋、猪瘦肉洗净切丝；枸杞子洗净。猪瘦肉丝和笋丝入油锅煸炒一下，加水大火煮沸转小火慢煲 1 小时，再放入枸杞子略煮，最后加入盐、酱油调味即可。

老中医说：

民间素有"大雪进补，来年打虎"的说法，此时食补应根据自身阴阳气血的偏盛偏衰，结合食物之性来选择进补食物。冬笋性寒，脾虚便溏者、年老体弱者以及婴幼儿不宜多食。且冬笋含有较多的难溶性草酸钙，故泌尿系统疾病患者也不宜多食。

大枣桂圆茶

此茶具有活血补血、益气健脾、养颜美容的功效。桂圆益心脾，补气血，适用于劳心、耗伤心脾气血者。

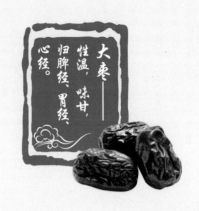

大枣——性温，味甘，归脾经、胃经、心经。

原料：

大枣 5 颗
桂圆 5 颗
白糖适量

做法：

　　将大枣、桂圆分别剥开去核，再以热水冲泡 8~10 分钟，最后调入白糖即可。

老中医说：

　　大枣桂圆茶特别适用于阴虚体质的人，能够补血益气。如果体质偏燥热，可放几粒枸杞子，以防上火。女性经期或者风寒感冒初期放姜丝一起煮，可以祛寒。立冬之后，直接用红茶漱口或者喝红茶可以有效预防流感。贫血、体弱者经常吃一些桂圆，有补益作用。但糖尿病患者不宜多食。此外，桂圆的叶子具有清热解毒的作用，桂圆壳具有散风祛风的作用。

可以依据个人口味适当加入一些蜂蜜或者柠檬水。

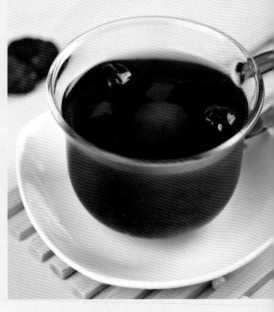

大枣被誉为"百果之王"，尤其是中老年人、女性的天然理想保健品，也是病后调养的佳品。

冬瓜薏米粥

利水消肿

健脾除湿

此粥有辛凉解表、宣肺清热、利水消肿、健脾除湿的功效。冬瓜含钠量较低，对动脉硬化、肝硬化腹水、冠心病、高血压、肾炎等疾病有良好的缓解作用。

原料：

冬瓜 200 克
薏米 100 克
盐适量

做法：

将冬瓜洗净，留皮去子，切成块备用；薏米洗净浸泡半小时。锅中加适量水和薏米，熬煮至薏米软烂，最后再放入冬瓜块，煮至冬瓜熟，加盐调味即可。

食材小知识：

大雪时节热性食物吃太多难免上火，此时适当吃一些凉性食物，可清热利湿。对于有尿路疾病和水肿的患者来说，此粥不但可补充营养，还能祛病防病。此外，此粥还有美容润肤的功效。冬瓜带皮煮，营养价值更高。

大雪的其他习俗

民间俗谚有云："小雪腌菜，大雪腌肉。"大雪节气一到，家家户户忙着腌制"咸货"，以迎接新年，且腌肉具有健脾开胃、祛寒消食等功效。小雪封地，大雪封河，北方有"千里冰封，万里雪飘"的自然景观，南方也有"雪花飞舞，漫天银色"的迷人图画，此时，可以多喝姜枣汤抗寒。

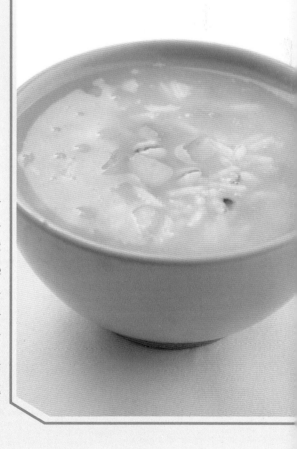

此粥也很适合在夏季食用，可消暑祛热、清热解毒。

冬至

山药羊肉粥

此粥益气温阳、滋阴养血、健脾补肾、固元抗衰。

羊肉具有温阳益气、补血补气的功效，是一种滋补性很强的食物。

山药有健脾、补肺、固肾、益精等功效。

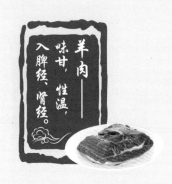

羊肉——味甘，性温，入脾经、肾经。

原料：

山药 80 克

羊肉 200 克

大米 100 克

盐、姜末各适量

做法：

羊肉洗净切片；山药去皮，洗净切小块；大米淘洗干净。油锅烧热，放入盐、姜末、羊肉煸炒至熟透。将炒好的羊肉放入炖锅中，加入适量水，然后放入大米和山药块，大火煮沸后转小火熬煮成粥，最后加盐调味即可。

老中医说：

大部分女性一到冬季容易出现手脚冰冷的情况，有时穿很多衣服也未必能够缓解，这时就需要从身体内部开始调养。冬季是山药上市的好时节，多食可提高食欲、滋润皮肤、增强身体抵抗力。羊肉能御风寒，又可补身体，对于体虚怕冷者有很好的补益效果。所以山药羊肉粥，非常适合冬季食用。但是大便秘结者不宜食用。

此粥的另一种做法是把羊肉研泥，山药研末，再和大米同煮成粥。

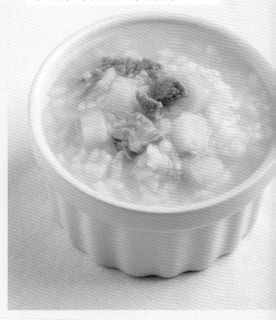

羊肉可以促进血液循环，增加身体热量，对于治疗一些虚寒病症也有很大的裨益，但要注意暑热天或发热病人应慎食。

赤小豆糯米饭

健脾养胃
利尿消肿

此饭具有补血、养胃健脾、调节内分泌、美容养颜、减肥等功效。

赤小豆性平，味甘、酸，具有利小便、消胀、除肿、止吐的功效，被明代医家李时珍称为『心之谷』。

原料：

赤小豆 50 克
糯米 100 克

做法：

将赤小豆和糯米提前一晚浸泡，洗净，然后一起放入电饭煲中，加适量水，煮熟即可。

节气小知识：

在江南水乡，有冬至夜全家欢聚吃赤小豆糯米饭的习俗。赤小豆宜与其他谷类食物混合食用，一般做成豆沙包、豆饭或豆粥等。尿多的患者不宜多食赤小豆，否则尿频现象会加重。另外，赤小豆不建议与盐、羊肉、羊肝一起食用。

冬至的其他习俗

"冬至不端饺子碗，冻掉耳朵没人管"，我们对这句谚语耳熟能详，冬至吃饺子据传是为了纪念"医圣"张仲景。部分地区冬至日还会吃馄饨，古人认为馄饨是一种密封的包子，没有七窍，故称"混沌"，后叫"馄饨"。冬至日阴极阳生，正是打破混沌、开天辟地之时，故而食馄饨。

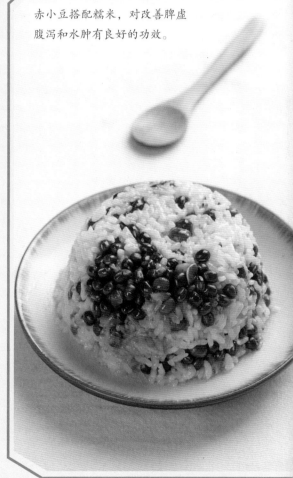

赤小豆搭配糯米，对改善脾虚腹泻和水肿有良好的功效。

冬至

丁香肉桂
母鸡汤

温中散寒、暖胃止痛，
适宜慢性胃病患者食用。

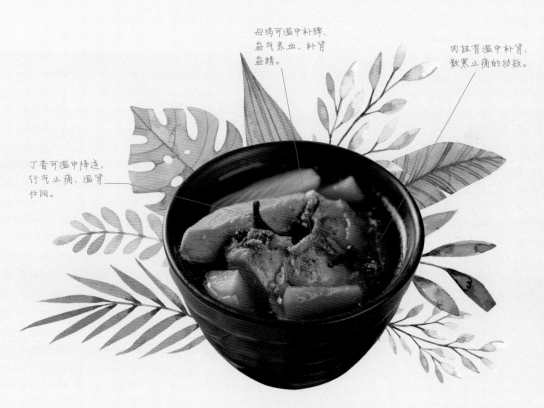

母鸡可温中补脾、
益气养血、补肾
益精。

肉桂有温中补肾、
散寒止痛的功效。

丁香可温中降逆、
行气止痛、温肾
补阳。

选用老母鸡，
炖出的鸡汤更美味。

原料及做法

滋补汤饮，
药食两用。

鸡汤温补，
男女老少皆宜。

原料：

母鸡 300 克　　陈皮 3 克

丁香 3 克　　草豆蔻 5 克

肉桂 5 克　　砂仁 3 克

姜片、葱段、白胡椒、盐各适量

做法：

丁香、肉桂、草豆蔻、陈皮、砂仁分别洗净，放锅内加水煎取药汤。母鸡洗净斩块，油锅下葱段、姜片爆香，加入鸡肉，加入药汤、盐和白胡椒，焖至鸡肉熟即可。

老中医说

冬至一阳生。

阴阳交替之时，
进补大好时机。

《易经》中有"冬至一阳生"的说法。这是因为节气运行到冬至这一天，阴极阳生，此时人体内阳气蓬勃生发，最易吸收营养，从而发挥其滋补功效。

药膳不是食物与中药的简单相加，而是在中医辨证配膳理论指导下，由药物、食物和调料三者烹饪而成的一种既有药物功效，又有食物美味的防病治病、强身益寿的特殊膳食。

可以入药的丁香是公丁香，是没有开花的丁香，而母丁香是成熟的果实。

冬至喝这道丁香肉桂母鸡汤，既能滋补身体，升发阳气，又能起到调理脾胃的作用。

冬至养生

冬至，
数九天。

冬至三候：
一候蚯蚓结；
二候麋角解；
三候水泉动。

自冬至起，到小寒、大寒，是一年中最冷的时节，在气温低于零度以下时，要及时增添衣服，衣裤既要保暖性好，又要柔软宽松，避免穿着过紧，影响血液流通。冬季日照时间缩短，趁着天气好时可以多晒太阳，来呵护初生的阳气。冬季户外活动减少，人们很容易出现维生素 D 缺乏，注意多吃富含钙和维生素 D 的食物，如奶类、豆制品、动物肝脏等，同时要做好精神调养。

黑米党参山楂粥

黑米具有开胃益中、健脾暖肝、明目活血、滑涩补精之功。党参味甘，性平，可补中益气、和胃生津、祛痰止咳。

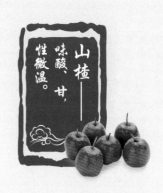

山楂——味酸、甘，性微温。

原料：

党参15克
山楂10克
黑米100克

做法：

党参洗净切片；山楂洗净，去核切片；黑米淘洗干净。把黑米放锅内，加入山楂、党参，加适量水，用大火烧沸后转小火煮50分钟即可。

老中医说：

民间有"三九补一冬，来年无病痛"的说法，人们习惯冬季进补。但倘若进补不当，或不注意适当锻炼，鸡鸭鱼肉等吃多了，会出现消化不良的问题。这时，开胃行气、消食化滞的山楂最受欢迎。山楂药食同源，不仅好吃，而且具有降血脂、降血压、强心、抗心律不齐等作用，同时也是健脾开胃、消食化滞、活血化痰的良药。黑米可以抗衰老，预防动脉硬化，还能降低患心脑血管病的风险。

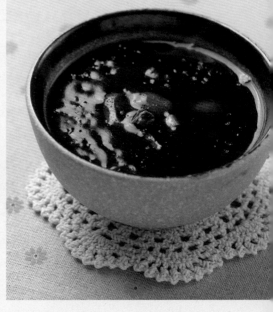

此粥也很适合糖尿病患者秋冬季养生食用。

山楂不要空腹吃，因为山楂中含有大量的有机酸、果酸等，空腹食用会使胃酸猛增，对胃黏膜造成不良刺激，使胃胀满、泛酸。

百合炒牛肉

养阴润肺
补中益气

干百合味甘，性寒，归心经、肺经，有养阴润肺、清心安神的功效。牛肉有补中益气、滋养脾胃、强健筋骨、化痰息风、止渴止涎的功效，适合用于中气下陷、气短体虚、筋骨酸软、贫血及面黄目眩之人食用。

小寒进补要适度

虽然此时节是进补的好时期，但并非吃大量的滋补品就可以了，一定要适度。按照传统中医理论，滋补分为四类，即补气、补血、补阴、补阳。补气宜用红参、大枣、白术、黄芪、淮山和五味子等；补血应用当归、熟地黄、白芍、阿胶和首乌等；补阴宜用冬虫夏草、白参、沙参、天冬、鳖甲、龟板、银耳等；补阳可选用杜仲、肉苁蓉、巴戟等。

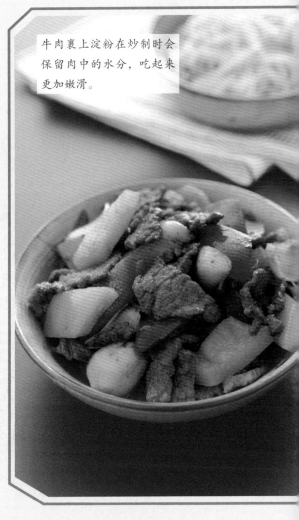

牛肉裹上淀粉在炒制时会保留肉中的水分，吃起来更加嫩滑。

原料：

牛肉200克
干百合30克
甜椒2个
盐、酱油、淀粉、蒜各适量

做法：

牛肉切片，放入部分盐、酱油、淀粉抓匀腌制；蒜切末、甜椒切块；干百合提前泡发；在碗中放入剩余盐、酱油、淀粉勾兑成芡汁。锅内倒油，爆香蒜末，放牛肉片翻炒至六分熟，放入甜椒，快熟时放入百合翻炒至熟，然后倒入芡汁调味即可。

老中医说：

中医认为，寒冬食牛肉，有暖胃作用。小寒时节，心肾的阳气容易不足，且寒为阴邪，易伤人体阳气，所以可吃羊肉、生姜、黑芝麻、核桃等补阳之物。牛肉蛋白质含量高，还含有丰富的氨基酸，能够提高人体免疫力，是补益佳品。

黄芪枸杞子煲乳鸽

黄芪性微温，味甘，具有补中益气、抗衰老等功效。乳鸽具有滋肾益气、补气虚、益精血、利小便等作用。

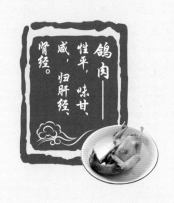

鸽肉性平，味甘咸，归肝经、肾经。

原料：

黄芪 30 克

乳鸽 1 只

枸杞子 6 克

盐适量

做法：

先将乳鸽去毛及内脏，洗净切块；枸杞子清洗干净。将乳鸽、枸杞子与黄芪一同放入砂锅中，加水，大火煮沸后转小火煲至乳鸽熟烂，最后加盐调味即可。

老中医说：

古语有云："一鸽胜九鸡。"鸽肉营养价值高，非常适合老年人、体虚病弱者、孕妇及儿童食用，搭配黄芪、枸杞子，有补气壮阳、固表止汗、解毒祛风的作用。补的同时要注意"食宜杂"，即食物要多样化，精粗搭配，荤素兼吃。小寒饮食忌黏硬、生冷食物，以及油腻、油炸食物。喜冷怕热、肝火旺盛者和易上火、易发热者不宜喝鸽子汤。

此汤很适合病后体虚、中气虚弱、体倦乏力的人补虚。

鸽肉营养丰富，它所含的钙、铁、铜等矿物质及维生素等比鸡肉、鱼肉、牛肉、羊肉的含量都高。乳鸽肉质细嫩，味道鲜美，高蛋白、低脂肪，是不可多得的美味佳肴。

当归山药煲羊肉汤

益胃补肾

气血双补

当归性温，味甘、辛，归肝经、心经、脾经，可补血活血、调经止痛；羊肉具有补肾壮阳、补虚温中等作用，对贫血、腹部冷痛、体虚畏寒、营养不良、腰膝酸软及虚寒病症均有很大裨益。

原料：

羊肉 300 克

当归 5 克

山药 50 克

胡椒粉、料酒、葱、姜、盐各适量

做法：

羊肉切块，用沸水氽烫；山药洗净切块；姜切片；葱切碎。将羊肉、当归、姜片一起放入砂锅中，再放入胡椒粉和料酒，加水，大火煮沸后转小火煲 2 小时；加入山药再煮 20 分钟，加盐调味，最后撒上葱碎即可。

老中医说：

此汤汤鲜肉美，营养丰富，可补充气血、益胃补肾、固肾益精，非常适合冬季食用。但皮肤病、过敏性哮喘患者和阴虚火旺、腹泻初愈者不宜食用此汤。

小寒宜喝粥

小寒前后正逢腊八节，中国有喝腊八粥的习俗。除了喝粥，冬季还应多吃菌类食物，可以补肾滋阴，健脾胃，提高人体免疫力，增强防病能力。"血遇寒则凝"，寒冷天气，还应做好保暖工作，防止心脏病和高血压复发。

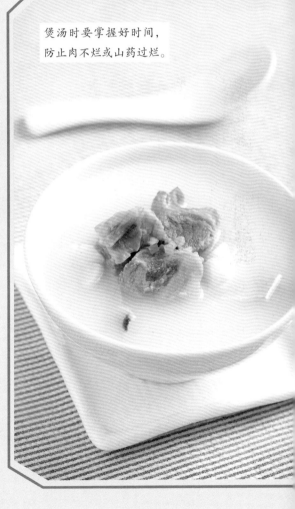

煲汤时要掌握好时间，防止肉不烂或山药过烂。

百合紫薯豆浆

百合有解热、理脾健胃、利湿消积、宁心安神等功效。

紫薯富含硒元素、铁元素和花青素，具有预防高血压、减轻肝功能障碍等功效。

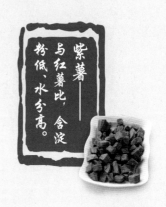

紫薯与红薯比，含淀粉低、水分高。

原料：

紫薯 1 个

黄豆 50 克

百合适量

做法：

黄豆提前浸泡，紫薯去皮切块，百合洗净。将黄豆、紫薯块、百合放入豆浆机中，百合留 2 片备用。在豆浆机中加入适量水，启动豆浆机打成豆浆，倒入杯中，最后放 2 片百合作为点缀。

食材小知识：

紫薯耐储存，故成为冬日餐桌一道美丽的风景线。

紫薯的营养价值和药用价值都很高，紫薯中的硒和铁是人体抗疲劳、抗衰老、补血的必要元素，特别是硒被称为"抗癌大王"，可预防胃癌、肝癌等癌病的发生。紫薯最好不要单吃，应该搭配含优质蛋白的食物一起吃，营养更全面，食疗效果更佳。而且紫薯中几乎不含脂肪，所以常吃紫薯可减肥。

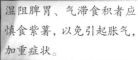

湿阻脾胃、气滞食积者应慎食紫薯，以免引起胀气，加重症状。

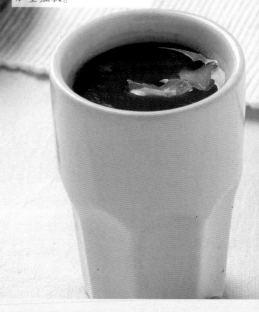

紫薯含有氧化酶和糖，容易产气，吃多了会腹胀、呃逆、失气以及刺激胃酸大量分泌，使人感到胃灼热。

白萝卜炖羊肉

滋补强身
助消化

白萝卜含芥子油、淀粉酶和膳食纤维，具有促进消化、增强食欲、加快胃肠蠕动和止咳化痰的作用。羊肉营养丰富且功效多，能助元阳、补精血、疗肺虚、益劳损。

大寒的养生建议

大寒前后是一年中最冷的时节，这个时节身体应储存热量以抵御寒冷，所以食疗应以温补为主，可以多吃红色蔬果及辛温食物，如红辣椒、大枣、胡萝卜、樱桃、红色甜椒、红苹果等，这些食物能给身体提供热量，从而驱除寒冷。寒冷会使人体抵抗力下降，在天气好时可以适当到户外活动，多晒晒太阳，可增强体质，以防御风寒邪气的侵扰。

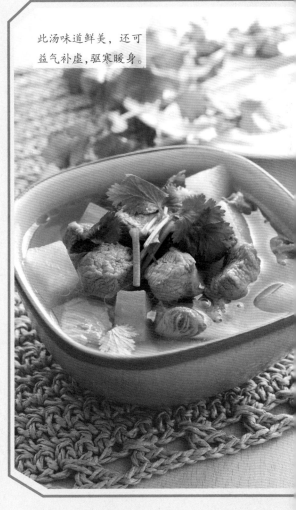

此汤味道鲜美，还可益气补虚，驱寒暖身。

原料：

羊肉 250 克

白萝卜 150 克

葱段、姜片、八角、香菜段、料酒、盐各适量

做法：

羊肉洗净切块，白萝卜洗净切块。将羊肉块焯烫，捞出洗净。热油锅放入葱段、姜片和八角爆香，加入羊肉块、料酒炒均匀，倒入适量水烧开，转小火煮至七成熟。加入白萝卜块、盐拌匀，煮至羊肉和白萝卜熟烂，出锅时撒上香菜段即可。

老中医说：

羊肉属性温热，常吃易上火，可搭配一些凉性蔬菜。白萝卜与羊肉搭配，可使此汤油而不腻，容易消化，亦可换成胡萝卜，不腥不膻，补而不燥，特别适合贫血者食用。

枸杞子
姜枣乌鸡汤

补精气、坚筋骨、滋肝肾、抗衰老，尤其适用于产后贫血、体质虚弱者。

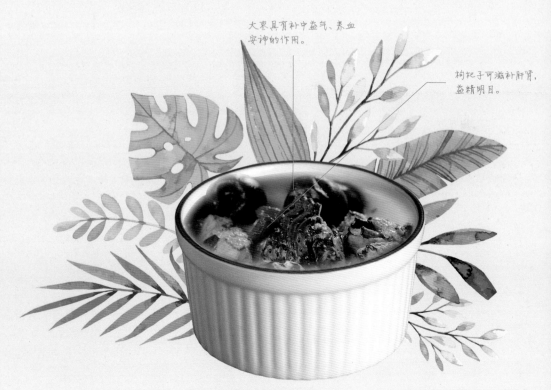

大枣具有补中益气、养血安神的作用。

枸杞子可滋补肝肾，益精明目。

感冒发热或
身体有炎症的人不宜服用此药膳。

原料及做法

多吃生姜，
驱寒保暖。

生姜大枣枸杞子茶，也是一道不可错过的茶饮。

原料：

乌鸡1只　　　　枸杞子10克
大枣5颗　　　　姜20克
葱、料酒、盐各适量

做法：

把乌鸡洗干净，剁成小块，汆水捞出洗净；葱切段、姜切片；大枣、枸杞子洗净。把乌鸡块放到锅里，放入大枣、枸杞子、葱段、姜片、料酒，添加足量水，大火煮开，改用小火炖至乌鸡肉熟烂，最后放入适量盐搅拌均匀即可享用。

老中医说

大寒时节，
冬藏转春生。

注意饮食宜温热、运动应适量。

民间有"大寒大寒，防风御寒，早喝人参、黄芪酒，晚服杞菊地黄丸"的说法，说明大寒时节饮食应遵循保阴潜阳的饮食原则，还宜减咸增苦以养

挑选枸杞子时选颜色适中、手感微涩的即可，不可选择太红或太光滑的。

冬季气候寒冷，枸杞子的热量较高，非常适宜食用。如今反季节食物丰富了冬日的食材选择，按照中医理念，顺应自然是最好的，自然化生的当季食材受天地之精气，气味醇厚，营养价值高，食用时可作为首选食材。

心气，使肾气坚固，切忌黏硬、生冷食物，宜吃热食，以防损害脾胃阳气。除继续补肾之外，还要兼顾养肝，同时在进补中适当增添一些具有升散性质的食物，为春天升发做准备。

大寒养生

大寒，
寒气之逆极。

大寒三候：
一候鸡乳；
二候征鸟厉疾；
三候水泽腹坚。

冬三月是生机潜伏、万物蛰藏的时令，此时人体的阴阳消长，新陈代谢也很缓慢，在这一阶段要多注意御寒暖身，为来年贮存元气。平时起居若能做到"行不疾步、耳不久听、目不久视、坐不至久、卧不及疲"，就能保养神气，养其肾精。另外，天气寒冷，容易发生冻疮、皮肤瘙痒等疾病，要注意预防。

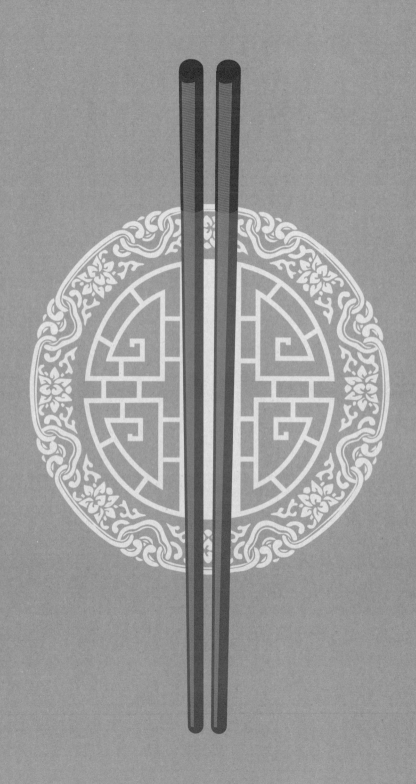

第二章

暖心药膳，守护全家健康

药膳讲究因证用膳，中医有辨证施治的说法，制作药膳也应在辨证的基础上选料配伍，根据「五味相调，性味相连」的原则，以及「寒者热之，热者寒之，虚者补之，实者泻之」的法则来调养身体。如血虚者多选用补血的食物，如大枣、花生仁等；阴虚者多食用枸杞子、百合、麦冬等。只有因证用料，才能发挥药膳的保健作用。

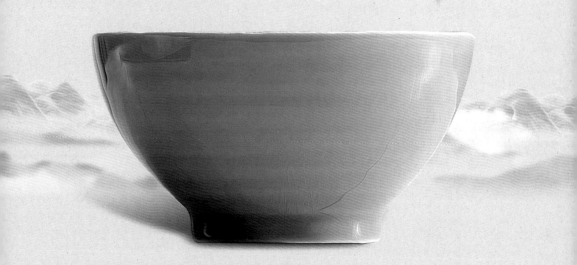

安神药膳

煮花生仁 柏子仁

此汤味道鲜美，可养心安神。花生仁有润肺化痰、滋养调气、清咽止咳之功效，被称为「长寿果」，是老年人延年益寿、预防心血管病的佳品。

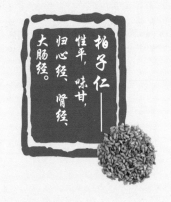

柏子仁——性平，味甘，归心经、肾经、大肠经。

原料:

花生仁 100 克

柏子仁 10 克

盐、葱段、姜片、花椒、桂皮各适量

做法:

花生仁、柏子仁洗净，一同放入锅中，再加葱段、姜片、花椒、桂皮，加入适量水，大火烧沸后，改小火焖煮至熟，加入盐再煮 10 分钟，即可起锅食用。

食材小知识:

柏子仁始载于汉朝的《神农本草经》，并被列为上品，称其有"主惊悸、安五脏、益气、除风湿痹，久服令人润泽、美色、耳目聪明、不饥不老、轻身延年"的功效。所以心虚血少导致的神经衰弱、心悸不眠、健忘等病症，皆宜用它来治疗。除此之外，体虚便秘、阴虚盗汗患者服用本道药膳，也有辅助治疗的作用。但是痰多或大便溏薄、泄泻者不宜食用。

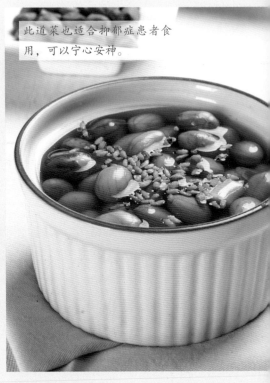

此道菜也适合抑郁症患者食用，可以宁心安神。

花生仁的众多吃法中，以炖吃为最佳，因为油炸或爆炒会破坏花生仁中的维生素 E 等营养成分。

酸枣仁夏枯草瘦肉汤

清热除烦
养心安神

此汤可清热除烦、养心安神，可缓解高血压、冠心病引起的心悸失眠、胸中烦热、烦躁不安、头痛眩晕、目赤眼花等症状。

酸枣仁味甘、酸，性平，有养肝、宁心、安神、敛汗的功效。

夏枯草味辛、苦，性寒，归肝经、胆经，可清热泻火、明目、散结消肿。

体虚的分类

中医将体虚分为气虚、血虚、阴虚、阳虚四种类型，结合心、肝、脾、肺、肾五脏，每一脏又有气、血、阴、阳虚弱的类型，如肺气虚、脾阳虚等。一般阴虚表现为手脚心易出汗、怕热口渴；阳虚表现为畏寒怕冷、手脚冰凉；血虚表现为面色苍白、头晕目眩；气虚表现为精神不振、头晕耳鸣。

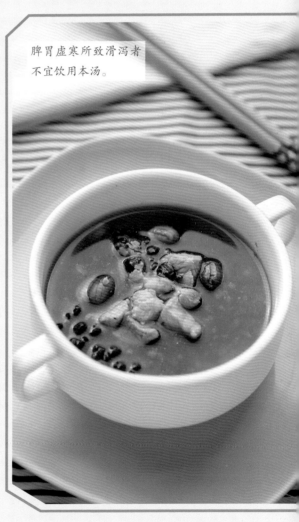

脾胃虚寒所致滑泻者不宜饮用本汤。

原料：

猪瘦肉 250 克
夏枯草 10 克
酸枣仁 30 克
花生仁 30 克
大枣 4 颗

做法：

将猪瘦肉洗净切块，夏枯草去杂质，大枣、酸枣仁、花生仁分别洗净。将 5 味用料放入锅内，加适量水大火煮沸后，改小火煮 2~3 小时即可。

老中医说：

身体虚弱会影响身体健康，可通过饮食进补来调理身体，但进补要讲究辨证论治，不能盲目。酸枣仁适用于心肝血虚者，夏枯草性寒、抑阳，适宜于心肝火旺所致失眠、盗汗、易怒、健忘、恍惚等症。身体有寒证、阳虚证者不可大量食用。

小麦大枣甘草饮

小麦可养心安神、除烦。甘草有益气补中、缓急止痛、润肺止咳、泻火解毒、调和诸药的功效。

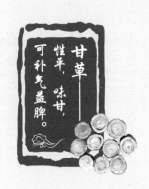

甘草——性平，味甘，可补气益脾。

原料:

小麦 30 克
大枣 5 颗
甘草 10 克

做法:

小麦、大枣、甘草洗净备用。将甘草放入锅内加水煎煮，连煎 2 次，然后取两次药汁混合备用。将小麦、大枣及甘草汁一起放入煲内，煮至小麦大枣熟烂即可。

老中医说:

此汤源于我国古代中医学经典书籍《金匮要略》中的甘麦大枣汤一方，对气虚引起的神思困倦、气弱气短、发冷出汗、心神不宁有缓解作用。特别是对女性更年期综合征引起的浮躁、精神不振等情况，能起到疗养心神、强健脾脏、补血益气的作用。

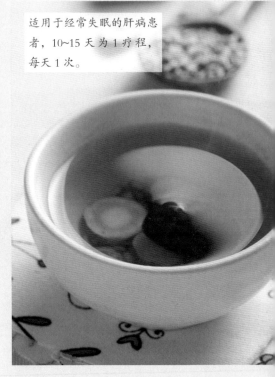

适用于经常失眠的肝病患者，10~15 天为 1 疗程，每天 1 次。

小麦养心安神为君；甘草补脾益气为臣；大枣补中益气，润脏燥为佐。三者配合同用，共奏补脾益气之功。

枳椇子炖猪心肺

滋阴润燥

补肺养血

此汤可补中益气、滋阴润燥、补肺养血，用于治疗肺结核、小儿疳积、肺燥咳嗽等病症。

枳椇子具有补中益气、止渴除烦的功效。

甘蔗具有清热、生津、下气、润燥的功效。

肺虚的分类

肺虚多表现为肺气虚和肺阴虚，肺气虚症状一般为咳喘、气虚无力、面色发白、身体疲倦、怕风、易感冒，宜多吃补益肺气的食物，如马铃薯、香菇、山药、大枣、板栗等；肺阴虚症状一般为干咳、痰少、咽干、口燥、盗汗、便秘、手足心热，宜多吃滋阴润肺的食物，如莲藕、白萝卜、百合、梨、银耳、竹笋、山药等。

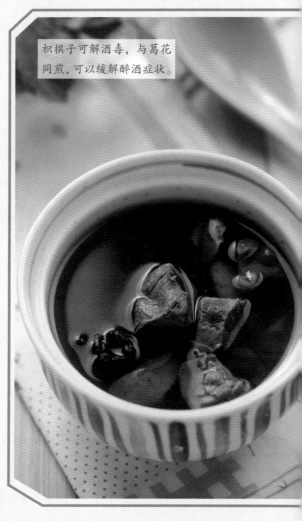

枳椇子可解酒毒，与葛花同煎，可以缓解醉酒症状。

原料：

枳椇子30克

甘蔗500克

猪心150克

猪肺100克

盐、料酒、酱油、胡椒粉各适量

做法：

将枳椇子去杂洗净，甘蔗洗净切成小块，猪心、猪肺分别洗净切小块。锅内放入适量水、猪心、猪肺煮沸，撇去浮沫，加入枳椇子、甘蔗、盐、料酒、酱油、胡椒粉，小火炖至猪心、猪肺熟烂入味即可。

老中医说：

自古就有以脏补脏、以心补心的说法，猪心能补心，可缓解心悸、怔忡，能加强心肌营养，增强心肌收缩力。猪肺有补虚、止咳、止血之功效，凡肺虚之病都可食用猪肺。但高胆固醇血症患者应忌食猪肺。

补气药膳

黄芪党参薏米粥

此粥可补中益气、健脾除湿。黄芪补气、保肝、利尿、抗衰老。党参有补中益气、和胃生津、祛痰止咳之功效。

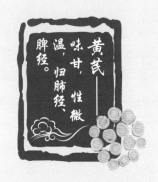

黄芪
味甘，性微温，归肺经、脾经。

原料：

党参 10 克
黄芪 10 克
薏米 50 克
大米 50 克
大枣 2 颗

做法：

将党参、黄芪、大米、薏米洗净，以冷水泡透。把全部用料一起放入锅内，加适量水，小火煮熟即可。

老中医说：

补气药膳一般具有补肺气、益脾气，增强抵抗力和免疫力等功效。黄芪是中医常用的补气药，据"气为血帅"的理论，补气药与补血药配伍，有增强补血的作用；与活血药配伍，有增强活血化瘀的作用；与升提药，如升麻、柴胡配伍，有升阳举陷的作用。补气药常搭配鹌鹑肉、鸽肉、冬笋、口蘑等食物做成药膳。但感冒发热、高血压患者应慎食补气药膳。

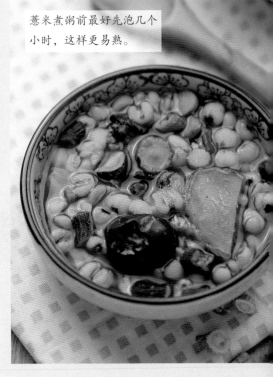

薏米煮粥前最好先泡几个小时，这样更易熟。

薏米经常被用来煮粥或煮汤吃，味道和大米相似，且易被人体消化吸收，能清热利湿、利小便、益肺排脓。

冬虫夏草党参饮

补气益肾

和胃生津

党参味甘，性平，可补中益气、和胃生津、祛痰止咳。

冬虫夏草性平，味甘，具有补肺肾、止咳嗽、益虚损、养精气之功效。

女性补气养肾

女性由于身体的特殊性，例如月经会导致身体出现气血虚的情况，这个时候就可以通过进食一些补气血的食材来调养身体，如大枣、党参、桂圆、菠菜、牛肉等。气血充足的女性面色红润、气色好；气血虚的女性面色发白、冒冷汗、容易疲劳。还可喝一些补气养肾药膳茶，有红糖茶、莲子补肾茶、杏仁麦冬桑菊茶、核桃红糖酒茶等可供选择。

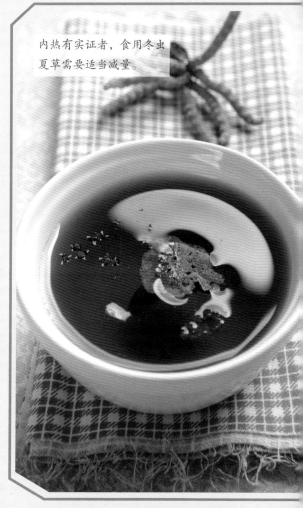

内热有实证者，食用冬虫夏草需要适当减量。

原料：
冬虫夏草 2 克
党参 10 克
枸杞子 10 克
韭菜子 10 克
白术 10 克

做法：
将冬虫夏草、党参、枸杞子、白术、韭菜子一起放入砂锅内，加水用小火煎煮 30 分钟，连煎 2 次，合并 2 次煎液即可。

食材小知识：
冬虫夏草简称"虫草"，既能药用，又能食用，与人参、鹿茸一起被列为中国三大补药。民间有云："宁要虫草一把，不要金玉满堂。"冬虫夏草可用于久咳虚喘、劳咳咯血、阳痿遗精、腰膝酸痛等症，但有外感表证者慎用。

首乌
归芪乌鸡汤

补气血、滋肝肾,
适用于气虚血弱、肝肾不
足者。

当归能补血和血、调
经止痛、润燥滑肠、抗
衰老。

黄芪可补气固表、
排毒、利尿、生肌。

制首乌有补益精
血、养肝安神、强
筋骨、固肾乌须等
作用。

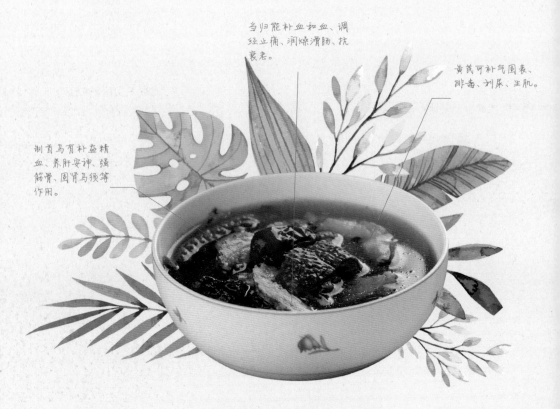

煎煮时用纱布包住药材,
可令汤汁更清澈,没有杂质。

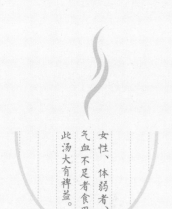

补气是中医治疗气虚证的方法，又称益气。气虚证常因饮食失调、年老体弱、久病导致脏腑功能衰退而引起。根据不同的症状，可采用不同的补气方法，如补肺气、补脾气、补心气、补肾气等。

此汤大有裨益。

女性、体弱者、气血不足者食用

原料及做法

补气养血，
女性经典药膳。

产妇和更年期女性宜食用本汤。

原料：

乌鸡 250 克	当归 10 克
制首乌 5 克	大枣 10 颗
黄芪 10 克	盐适量

做法：

乌鸡洗净切块；制首乌、黄芪、当归分别用清水洗净，大枣洗净去核。将上述用料一起放入砂锅内，加适量水，大火煮沸后，改用小火煲 2 小时，加盐调味即可。

老中医说

肺主一身五脏六腑之气。

中焦脾胃受纳水谷，
脾气健运，
气血得以化生。

中医认为，气是人体一切生理功能的动力，是由水谷的精气与吸入的自然界清气合并而成的。《黄帝内经》认为，人体正气充盛，邪气就不会侵袭，便不会使人致病。药膳食补是一种重要的补气保健养生方法，常用的补气中药材有人参、黄芪、西洋参、太子参、党参、白术、甘草等。

运动补气

气足则血旺，
气衰则血虚。

血旺则气足，
运动会促进血液循环，以补充体内的气。

运动补气属于中医理论，适量运动有提气的作用，因为气的储藏来自于动，动则气血生化速度加快，气血利用率提升，五脏六腑的功能得以激活。运动补气的方法主要有起床拍手、按摩腹部、掌拍背部及脊椎骨，拍打、按摩这些部位可以唤醒休眠之中的五脏六腑，快速吸收食物留下来的气。而全身运动如游泳、跑步等，则是以血行气，通过促进血液循环来达到补气的目的。

人参核桃枸杞子茶

人参能补元气、补脾益肺、生津安神、益智。核桃仁有补虚强体、健脑防老等功效。

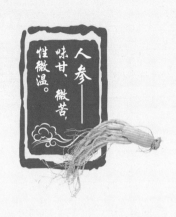

人参——味甘、微苦，性微温。

原料：

人参 3 克
枸杞子 10 克
核桃仁 10 克

做法：

将人参、枸杞子、核桃仁分别洗净，一同放入杯中，加沸水冲泡，加盖闷 10 分钟即可。

老中医说：

人参被称为"百草之王"，是名贵的补气中药。其含有的营养成分，能够刺激细胞分化和分裂次数，调节神经系统，还可强心，因此人参也一直是急救的良药。人参还可固守中焦，具有收敛的效果，可补五脏中的胃气。但有外感表证者不宜服用。

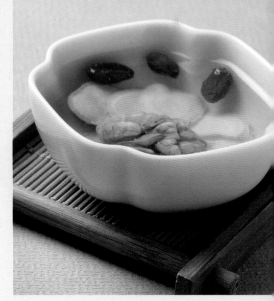

人参切片泡水喝或直接含着吃都可以发挥其药用效果。

名字带"参"的中药材，除人参外，还有西洋参、太子参、党参、沙参、苦参、玄参、丹参等，其中苦参清热祛风，沙参清肺养阴，玄参凉血滋阴。

黄精粥

滋阴润肺
安五脏

黄精粥具有润肺、滋阴补脾的功用，适用于肺阴不足、干咳无痰、肺痨咯血、脾胃虚弱、体虚食少、倦怠乏力等症。黄精性平，味甘，食用爽口，能滋养肺肾，补气益脾，用于辅助治疗肺肾阴虚、咳嗽少痰、倦怠少食等症。

原料：
黄精30克
大米100克

做法：
　　将黄精和大米分别洗净，放入锅内，再倒入适量水，大火烧开，小火煮至粥熟即可。

气虚者饮食宜忌

　　气虚者要选择具有补气、性平味甘或甘温的食物，食物要容易消化，营养丰富。而不同气虚症状者所吃食物也不同，如肾气虚者可常食山药、板栗、海参；脾气虚者可选择山药、牛肉等。气虚者忌吃破气、耗气食物，忌食生冷寒凉食物，忌食油腻、辛辣食物。需要注意的是，感冒时或身体发炎时，切忌进补。

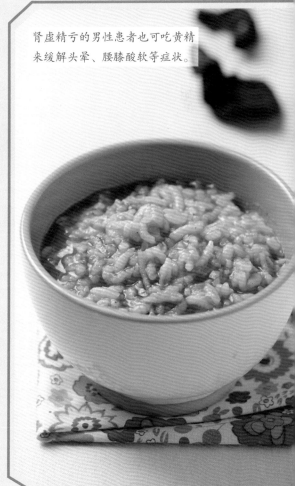

肾虚精亏的男性患者也可吃黄精来缓解头晕、腰膝酸软等症状。

老中医说：
　　《本草纲目》中提到，黄精能补中气，除风湿，安五脏，补五劳七伤，强筋骨，耐寒暑，益脾胃，润心肺。但脾胃虚寒、大便泄泻、痰湿气滞者不宜服用。

补血药膳

四物汤

四物汤是一道传统药膳，具有补血调经的效果，可减轻女性的痛经症状。

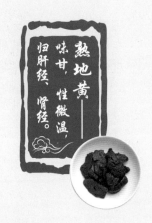

熟地黄——味甘，性微温，归肝经、肾经。

原料：

川芎8克
当归10克
白芍12克
熟地黄12克

做法：

将四味药放在凉水里浸泡半个小时以上，把药物泡软。泡好后放入锅中，加适量水大火烧开，再转小火熬制40~50分钟后即可。

老中医说：

四物汤是中医养血、补血的经典药方，最早出现在《仙授理伤续断秘方》里，被用于外伤瘀血止痛，曰："凡伤重，肠内有瘀血者用此，白芍药、当归、熟地黄、川芎各等分，每服三钱，水一盏半。"综合全方，补血而不滞血，和血而不伤血，因此，血虚者可用之以补血，血瘀者可用之以活血，是既能补血养血，又能活血调经的良方。但月经期尽量不用。此外，热性体质、脾胃虚寒者以及风寒感冒者不宜食用。

四物汤还衍生出许多"子方"，如桃红四物汤，加了桃仁、红花，能专治血瘀导致的月经过少。

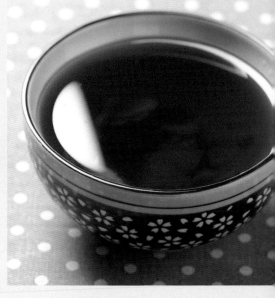

四物汤最大特点是随着四味药物的比例不同，可发挥不同功能。如当归、川芎轻用或不用时，可以安胎。

阿胶花生仁大枣汤

气血双补
养阴益胃

阿胶有补血、活血、补虚之功效，用于血虚导致的面色萎黄、眩晕心悸、心烦不眠等症。

花生仁又名「长生果」「泥豆」，可延缓衰老、促进儿童骨骼发育、预防肿瘤。

中医说血虚

中医认为血虚常见原因有三种：一是因慢性疾病耗血、出血过多导致；二是气血生化不足，脾为气血生化之源，脾胃虚弱或营养不良，可致使气血来源匮乏；三是肝肾不足，肝藏血，肾藏精，精血同源，肝肾亏虚也会导致血虚。血虚的不同症状反映了不同原因，因此进补前，应根据症状分析原因，选择相应的补血方式，才能事半功倍。

女性月经期间不可吃阿胶。

原料：

阿胶 9 克
花生仁 20 克
桂圆肉 15 克
大枣 3 颗
红糖适量

做法：

将花生仁、桂圆肉、大枣放入砂锅中，加适量水大火煮沸后转小火煲 1 小时，再放入阿胶煮至阿胶溶化，最后加红糖调味即可。

老中医说：

人体任何部位缺少血液的供养，都会影响其正常生理活动，造成生理功能的紊乱以及组织结构的损伤。常见补血食材有当归、阿胶、黑芝麻、桑葚、桂圆、莲藕、紫葡萄干、黑枣、乌鸡、菠菜、动物肝脏等。

西洋参荞麦粥

西洋参能滋阴、补气、补血，长期服用可降低血液凝固性、抗动脉粥样硬化。荞麦含有丰富的膳食纤维，具有开胃宽肠、下气消积的作用。

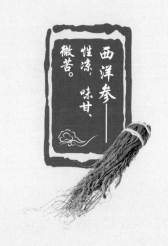

西洋参——性凉、味甘、微苦。

原料：

西洋参3克
荞麦100克

做法：

西洋参洗净后浸泡12小时，切碎；荞麦洗净。锅中放入荞麦、西洋参碎和浸泡西洋参的水，再加适量水，大火烧开，转小火熬煮1小时，晾至温热即可食用。

老中医说：

中医讲"人之所有者，血与气耳"，其中气属阳，无形主动，主温煦；血属阴，有形主静，主濡养；二者又都源于脾胃化生的水谷精微，在生理上相辅相成，相互依存，共同维系并促进生命活动，所以补血也离不开补气。此道西洋参荞麦粥，结合西洋参和荞麦的诸多功效，不仅可以调理气血虚，还能调理肠胃。但脾胃虚寒者或感受表邪者不宜食用。

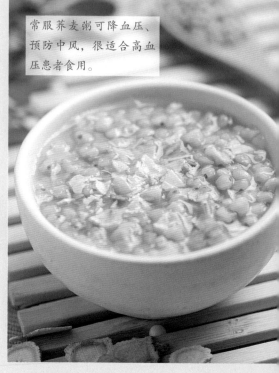

常服荞麦粥可降血压、预防中风，很适合高血压患者食用。

西洋参别名花旗参、洋参、西洋人参。一般加拿大产的叫西洋参，美国产的叫花旗参，在我国北京怀柔和吉林长白山都有种植。

益母草大枣汤

温经养血
祛瘀止痛

益母草可活血祛瘀、调经、利尿消肿、收缩子宫。大枣能补脾和胃，益气生津，从而使气血充足，改善血虚引起的面色萎黄等症。

血虚者的日常保健

血虚者要保持乐观情绪，因为心情愉快不仅可以增强免疫力，还能促进体内骨髓造血功能，使得皮肤红润，面有光泽。同时要注意饮食调理，日常多吃些富含优质蛋白质和微量元素的食物，如动物肝脏、鱼、虾、蛋类、豆制品、木耳、黑芝麻等。还要多参加体育锻炼，增强抵抗力和造血功能。

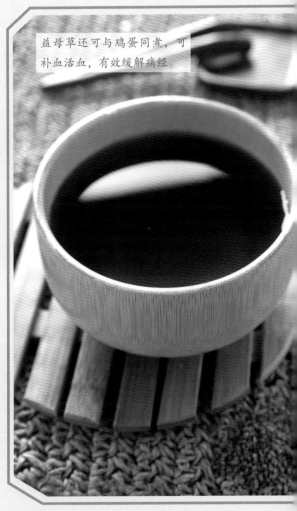

益母草还可与鸡蛋同煮，可补血活血，有效缓解痛经。

原料：

益母草 10 克
大枣 20 克
红花 10 克
红糖 50 克
米酒 50 克

做法：

把益母草、大枣、红花装入干净纱布袋中，放入砂锅内，加入适量水大火煮沸，再加入米酒、红糖，用小火煨 1 小时左右，取出药袋，喝汤即可。

老中医说：

血虚会使人面色发黄或苍白、失眠健忘、头晕眼花、女性月经量变少等。常食大枣可辅助治疗身体虚弱、神经衰弱、脾胃不和、消化不良、贫血消瘦等病症。孕妇禁用本汤。阴虚血少者、滑陷不固者也不宜食用。

除湿药膳

薏米赤小豆汤

此汤能祛除体内的湿气，利水消肿，解毒排脓，非常适合夏季除湿之用。

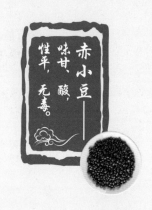

赤小豆——味甘、酸，性平，无毒。

原料：

赤小豆 50 克

薏米 100 克

大枣 5 颗

冰糖适量

做法：

将赤小豆、薏米洗净浸泡 12 小时，大枣洗净备用。把泡好的赤小豆和薏米一起放入砂锅中，加适量水，再放入大枣，小火煮至米熟豆烂，加入冰糖调味即可。

食材小知识：

薏米和赤小豆一样，同属于祛湿排毒圣品，可以加大米煮成粥当饭吃。薏米赤小豆汤还能滋养头发，防脱发；面部有色斑或粉刺者，服用此汤有助于修复皮肤；其具有高纤维、低脂肪等特点，可润肠通便、降血压、降血脂、调解血糖、解毒、健美减肥。但阴津不足者不宜食用此汤。

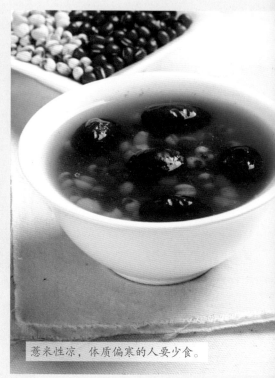

薏米性凉，体质偏寒的人要少食。

冬瓜鸭架汤

冬瓜降暑 祛湿邪

此汤可清润消暑、利水祛湿、健脾开胃、滋养润颜、清热化痰。

冬瓜含有丰富的蛋白质、维生素以及矿质元素等营养成分，有利尿、清热、化痰、解渴等功效，可缓解水肿、痰喘、暑热、痔疮等症。

湿邪的形成

湿邪分为内湿和外湿。夏季是暑湿高发季，太阳使大自然中的雨水或湿气蒸腾，弥散到天空，形成自然界的暑湿，即外湿。内湿是暑热导致人体出汗过多，气随汗液排出，伤到了人体的阳气与阴液，所以脾胃的功能受到影响，体内水湿运化失常就会导致湿邪内生。

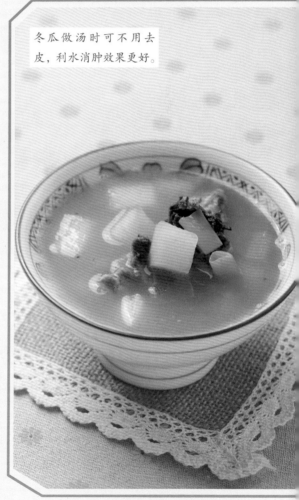

冬瓜做汤时可不用去皮，利水消肿效果更好。

原料：

鸭架1个
冬瓜200克
盐、姜、葱、胡椒粉各适量

做法：

鸭架处理干净斩成小块；冬瓜洗净切块；姜切丝、葱切段。锅中放少许油，烧热放入姜丝爆香，再放鸭架翻炒，加适量开水，烧开后撇去浮沫，大火烧20分钟后，倒入冬瓜块和葱段，烧至冬瓜熟透，撒盐和胡椒粉搅拌均匀即可。

食材小知识：

冬瓜中的钾、维生素C含量高，钠含量较低，高血压、肾脏病、水肿等患者食之，可达到消肿而不伤正气的作用。另外，冬瓜能有效抑制糖类转化为脂肪，防止人体发胖。

玉米须白茅根煲猪肚汤

清热祛湿、利水消肿、健脾补血，特别适合体内有湿气的人饮用。

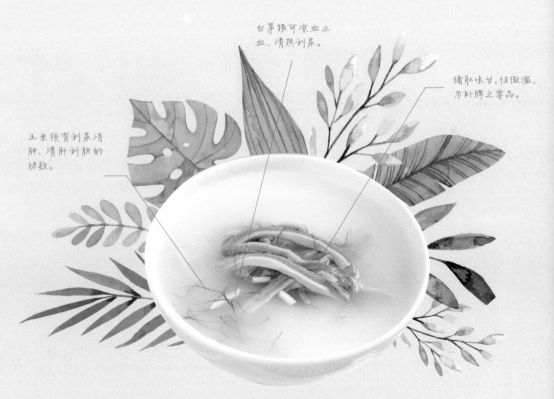

白茅根可凉血止血、清热利尿。

猪肚味甘，性微温，为补脾之要品。

玉米须有利尿消肿、清肝利胆的功效。

白茅根性寒，食用时要注意控制用量，不要过度食用。

可加大枣同炖，
有补气补虚之效。

原料:

猪肚 1 个　　　白茅根 15 克
玉米须 10 克　　盐适量

做法:

用盐揉搓猪肚，除去黏液，冲洗干净，切丝，用开水汆 3 分钟，捞出洗净；玉米须和白茅根分别洗净，沥干水分。将上述材料放入砂锅中，加适量水，大火煮沸后转小火煲2 小时，加盐调味即可。

脾虚无力运化水液，则体内水液聚集产生湿气。

中医认为，脾喜燥恶湿，所以湿气重最易伤脾。脾的主要功能是运化、吸收，多数人在夏季湿热环境中会出现食欲和消化功能下降的现象，或有人虽食欲不受影响，但吃了东西后马上会有饱胀的感觉，这是胃强脾弱的表现，是脾湿的征候。

湿气最易渗透，从不孤军奋战，总与别的邪气狼狈为奸。

有湿气的人可通过一些方法来减轻。首先，要增加运动量，每天适当的运动，不仅可以缓解压力，还能增强脏腑器官的功能，从而加速湿气排出体外，尤其是夏季要运动到出汗为好。其次，尽量不要一直处在潮湿环境中，天气好时家里要注意通风换气，人也要多出去晒太阳。最后，饮食上注意多吃一些健脾祛湿的食物，帮助排出湿气。

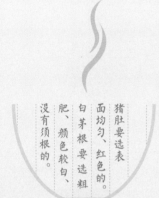

猪肚要选表面均匀、红色的。白茅根要选粗肥、颜色较白、没有须根的。

古话说："千寒易除，一湿难去。"中医将湿气称为"湿邪之气"，湿邪最为常见，也最难治疗。常用的方法是把有祛风除湿作用的药物和食物做成除湿药膳，来祛除人体内的湿气。

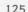

藿香粥

藿香粥有芳香化湿、解暑发表、和中止呕等功效，滋补养胃，老少皆宜。藿香有杀菌功能，口含一叶可除口臭，还能用作防腐剂。

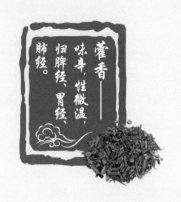

藿香——味辛，性微温，归脾经、胃经、肺经。

原料：

干藿香 15 克
小米 100 克

做法：

干藿香洗净，放入锅中，加水煎煮，去渣取汁；小米洗净，浸泡 30 分钟。在锅中放入小米和适量水，大火烧沸后转小火，熬煮成粥。待粥煮熟时，放入藿香汁，略煮片刻即可。

食材小知识：

藿香粥一般在夏季食用，可治疗因暑热引起的中暑、湿邪，以及发热、胸闷、食欲不振、呕吐、精神不振等症状，用藿香泡茶饮服，也可治疗暑湿。《本草图经》中记载，藿香为"治脾胃呕逆，为最要之药"，平常人们也会服用藿香类中成药来缓解中暑和治疗感冒，如藿香正气滴丸、藿香正气软胶囊、藿香正气水、藿香正气口服液等。

藿香还能增强消化功能，对胃胀、胃疼、饭后打嗝有缓解的作用。

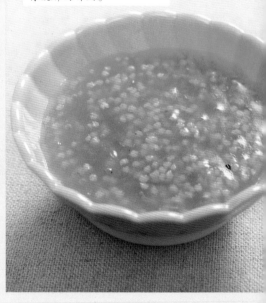

藿香有广藿香和土藿香之分。广藿香主要产于广东，香气浓郁；土藿香全国均产，气清香，味淡。藿香有"夏日良药"之誉。

百合荸荠粥

此粥具有润肺止咳、清热解毒、健脾养胃、预防贫血等功效。百合味甘，性寒，归心经、肺经；可养阴润肺，清心安神。荸荠有清心泻火、润肺凉肝、消食化痰、利尿明目之功效。

除湿的注意事项

一些不良的生活习惯也会导致湿气入侵，如贪凉、睡眠差、穿得少、久坐、喝酒、对着空调吹、湿发睡觉等，所以要在生活方面上注意，改掉不良习惯，做到少食甜腻、生冷食物，忌烟酒，保证充足的睡眠，多活动，注意保暖，洗完澡后要及时擦干身体和头发。

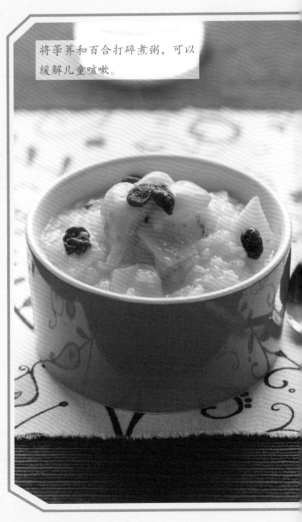

将荸荠和百合打碎煮粥，可以缓解儿童咳嗽。

原料：
荸荠 25 克
百合 5 克
糯米 100 克
枸杞子 5 粒
冰糖适量

做法：
百合洗净泡水；荸荠去皮洗净切块；糯米洗净后用水浸泡 2 小时。锅中放适量水，加入糯米用大火煮沸，转小火熬煮 40 分钟后，放入荸荠煮熟，再加入百合和枸杞子熬煮 5 分钟，最后用冰糖调味即可。

老中医说：
此粥有除热生津、开胃消食、补中益气、止虚汗之功效。还可与一些利尿的食物一起搭配食用，如苋菜、扁豆、冬瓜、薏米、绿豆、西瓜翠衣等，除湿效果更好。脾胃虚寒者不宜多食。

清肠药膳

麻仁粥 紫苏子

此粥润肠通便、降气消痰、平喘，更适合老年人、产妇、病后体虚者食用，但是脾虚腹泻的患者不要吃。

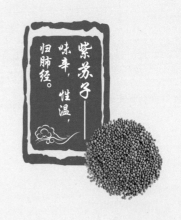

紫苏子——味辛，性温，归肺经。

原料：

紫苏子 10 克
火麻仁 15 克
大米 100 克

做法：

先将紫苏子、火麻仁捣烂，加水研磨，取汁，与大米同煮成粥。每日 3 次，10 天为 1 个疗程。

老中医说：

便秘是老年人的难言之隐。约三分之一的老年人有排便困难、腹胀纳呆等不适。老年人过分用力排便时，可导致冠状动脉和脑血流的改变，诱发心脑血管疾病。紫苏子和火麻仁都是中药材，两者富含脂肪油，主要成分为亚油酸和亚麻酸，能加快大肠蠕动，从而润肠通便。

此方来源于《普济本事方》，还可下气导滞，益气健胃。

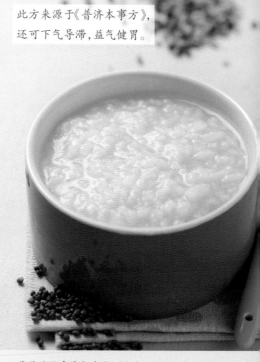

紫苏子具有降气消痰、平喘、润肠通便的作用，还可解表散寒，缓解感冒；火麻仁味甘，性平，归脾经、胃经、大肠经，具有润肠通便之功效，常用于血虚津亏、肠燥便秘。

罗汉果瘦肉汤

滑肠排毒

清热润肺

罗汉果味甘，性凉，归肺经、大肠经，有清热凉血、生津止咳、滑肠排毒、嫩肤益颜、润肺化痰等功效，可用于治疗暑热伤津口渴、咽喉肿痛、肺热咳嗽、大便秘结等症。

便秘的分类

临床上把便秘分为传输缓慢型、出口梗阻型和混合型。中医分为实秘（热秘、寒秘、气秘、瘀秘）及虚秘（气虚、血虚、阴虚、阳虚），共两大类型，八小类型。

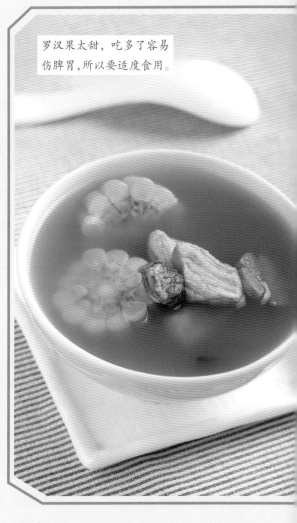

罗汉果太甜，吃多了容易伤脾胃，所以要适度食用。

原料：

罗汉果3个

猪瘦肉200克

玉米半根

胡萝卜1根

姜、盐各适量

做法：

猪瘦肉切块，用开水汆2分钟；玉米、胡萝卜洗净切块；姜切片。罗汉果、猪瘦肉和姜片放入砂锅中，大火煮沸后转小火煲1小时，放入玉米块和胡萝卜块煮熟，加盐调味即可。

老中医说：

此汤含有丰富的维生素C，性凉而味甘，不仅能消炎清热，利咽润喉，而且其中的罗汉果对肠管运动机能具有双向调节作用。烹调时可将罗汉果拍成小块，这样药力会更易渗入汤汁。但脾胃虚寒者不宜多食罗汉果。

芦笋炒百合

此道药膳有清热解毒、利尿消炎、降糖、降血压、降血脂、养心、预防中风、防癌抗癌的功效。

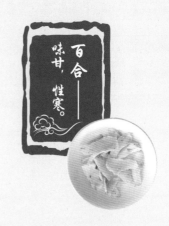

百合——味甘，性寒。

原料：

百合100克
芦笋200克
盐、胡椒粉各适量

做法：

先将芦笋洗净，切段，焯熟；百合洗净，备用。炒锅置火上，倒油烧热，放入百合和芦笋，大火翻炒片刻，再调入盐、胡椒粉及适量水翻炒至熟即可。

老中医说：

芦笋含有丰富的水分和膳食纤维，属于低糖、低脂的食物，可以有效缓解便秘的问题；百合柔滑，有滑肠的功效。有便秘燥症的患者，经常食用此膳食可不药而通，效果甚为明显。但脾胃虚寒者不可多食。

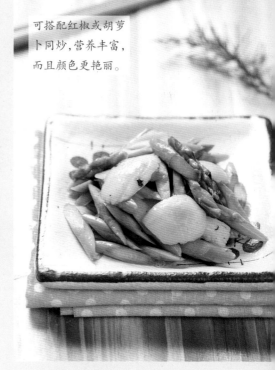

可搭配红椒或胡萝卜同炒，营养丰富，而且颜色更艳丽。

芦笋不仅味道鲜美，而且含有丰富的B族维生素、维生素C以及叶酸、硒、铁、锰、锌等微量元素，可以清热利尿、提高免疫力、降脂减肥。

红薯甜汤

营养学家称赞红薯为「营养均衡食品」。红薯是典型的高钾低钠食物，其膳食纤维含量很高，可宽肠通便。

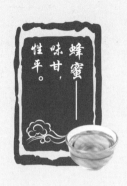

蜂蜜——
味甘，
性平。

原料：

红薯 200 克

蜂蜜适量

做法：

　　红薯洗净，去皮切成小块，放入水中浸泡 10 分钟，然后放入锅内，加适量水，大火煮至熟透后关火，待稍温时调入蜂蜜即可。

食材小知识：

　　红薯富含膳食纤维，进入肠道后，能清理肠管内的废物，将毒素与废物集合起来，让其顺利排出体外。此外，红薯还能有效抑制糖类转化为脂肪，有利于瘦身。但是红薯不宜空腹食用。有胃溃疡、慢性胃炎的患者要慎食红薯。

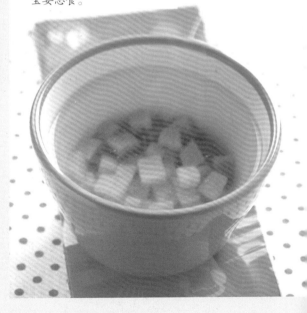

蜂蜜虽然可润肠清肠，但是糖尿病患者和 1 岁以下的宝宝要忌食。

清热药膳

金银花茶

多喝花草茶
美容养颜

此道花茶有疏热散邪、消炎解毒、凉散风热、抑菌杀菌、凉血止痢的作用。金银花性寒，味甘，入肺经、心经、胃经，具有宣散风热、清解血毒、抗炎、补虚的功效，自古被誉为清热解毒的良药。

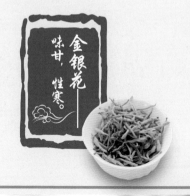

金银花
味甘，性寒。

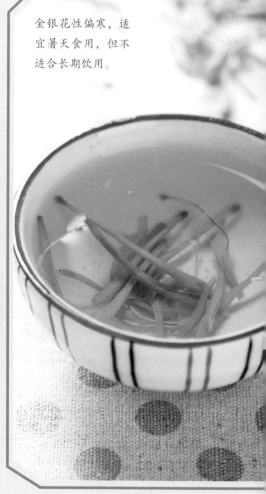

金银花性偏寒，适宜暑天食用，但不适合长期饮用。

原料：

金银花 3 克

做法：

把金银花放入杯中用开水冲泡，可冲泡两三次。注意隔夜茶最好不要饮用。

食材小知识：

金银花气芳香，甘寒清热而不伤胃，芳香透达又可祛邪。夏季为金银花的采摘期，以开花当天采摘最好。脾胃虚寒者及女性经期不宜多饮此茶。

菊花猪肺汤

养血柔肝

清肺火

猪肺味甘、性微寒；归肺经；有补肺、补虚、止咳的功效，在炎热的夏天吃猪肺可以降肺火。

菊花味苦、甘，性微寒，归肺经、肝经，能散风清热、平肝明目，清热解毒。

关于"上火"

上火又称为"热气"，在中医上属于热证，中医认为人体阴阳失衡，内火旺盛，即会上火。内火为内生五邪之一，主要是由脏腑阴阳气血失调所致，根据产生原因不同，有实火和虚火的区分。饮食不慎、情志失调会使脏腑产生实火，火旺则阴虚，阴虚则火浮，虚火上浮形成假热现象。

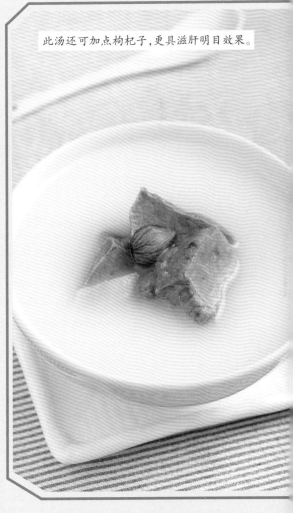

此汤还可加点枸杞子，更具滋肝明目效果。

原料：

猪肺 100 克

鲜菊花 12 朵

南杏仁、姜片、盐、料酒各适量

做法：

猪肺洗净、切薄片，用料酒腌 10 分钟；鲜菊花取花瓣，洗净。先将菊花放入清水锅内煮片刻，再放猪肺、南杏仁、姜片，煮 20 分钟，菊花捞出，加盐调味即可。

老中医说：

肺火旺表现为咽干疼痛、咳嗽胸痛、干咳无痰或痰少而黏、口鼻干燥、潮热盗汗、手足心热、舌红等，可食用梨、荸荠等寒凉食物，或用菊花、金银花、麦冬、罗汉果等甘寒生津之品泡水饮用。

猪肺宜选新鲜的，且必须清洗干净，煮熟煮透。

雪梨百合大枣汤

滋阴润肺、化痰平喘、养心安神,可改善肺热、咳嗽、痰多等症。

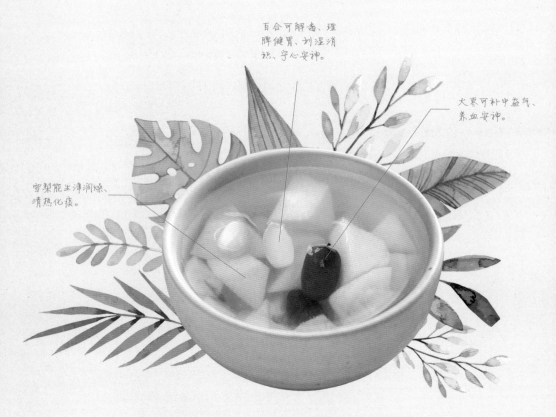

百合可解毒、理脾健胃、利湿消积、宁心安神。

大枣可补中益气、养血安神。

雪梨能生津润燥、清热化痰。

此方还可添加莲子、银耳、枸杞子,药用效果更佳。

原料及做法

滋阴润肺，
清甜可口。

此汤是一道适宜秋冬干燥季节饮用的驱燥润肺的佳品。

原料：
雪梨1个　　大枣10克
干百合10克　冰糖适量

做法：
将雪梨洗净，去皮除核，切块；大枣洗净，干百合用水泡发。锅中加适量水，大火烧沸，放入雪梨块、百合、大枣，水开后再改小火煲约1小时，最后加冰糖调味即可。痰湿偏盛者不宜多食。

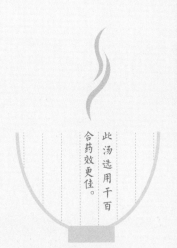

此汤选用干百合药效更佳。

在中国人的膳食中，许多食物既是食品，也是药物，故古人早就有"医食同源、药食同根"之说。山药、山楂、木瓜、白果、白扁豆、百合、大枣、赤小豆、姜等常见食物都可入药。

老中医说

热证分为实热证和虚热证。

实热证用寒凉药以泻热，虚热证用补阴药以补阴平阳。

中医讲的"热"，范围广泛，有内热、外热、实热、虚热之分。体内的热，又有五脏六腑之分，有外感邪气引起的，有内伤引起的，还有五志过极引起的，只有对症治疗才能有效。中医热证不等同于炎症，"毒"亦非单指"病毒"，"清热解毒"不能滥用，尤其感冒初期患者，不要盲目、频繁输液消炎。

湿热体质

以湿热内蕴为主要特征。

湿热蕴于中焦脾胃及肝胆，水湿阻滞气机，与热邪相合，形成湿热交困的局面。

湿热是常见的一种体质类型，这种体质最重要的特点在于"湿"。所谓热，则是一种热象。而湿热中的热是与湿同时存在的，或因夏秋季节天热湿重，湿与热合并入侵人体，或因湿久留不除而化热，或因"阳热体质"而使湿"从阳化热"。因此，治疗时要分湿重还是热重，辨证施治。

马齿苋蒲公英粥

蒲公英有『天然抗生素』之称，可抗菌消炎、清热解毒。马齿苋可清热解毒、利水祛湿、散血消肿、消炎止痛、凉血止血。

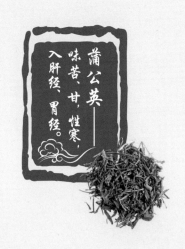

蒲公英——味苦、甘，性寒，入肝经、胃经。

原料：

马齿苋 15 克
蒲公英 15 克
大米 80 克
冰糖适量

做法：

将马齿苋、蒲公英洗净后放入锅中，加适量水煎煮，去渣取汁；大米洗净，浸泡 30 分钟。锅中放入大米和适量水，大火煮沸后改小火熬煮成粥，待粥煮熟时，倒入药汁，搅拌均匀，再略煮片刻，最后加入冰糖即可食用。

老中医说：

体内湿气重时，会有困倦、四肢沉重、食欲不振、皮肤起疹、脸上黏腻不舒等现象。脾虚湿困，应健脾祛湿，把多余的水分排出体外。可常吃健脾食物，如鲫鱼、胡萝卜、山药、莲子、芡实、猪肚、鸭子等；祛湿食物有赤小豆、薏米、莴笋、扁豆、冬瓜、马齿苋等。

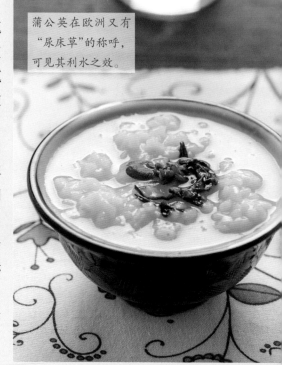

蒲公英在欧洲又有"尿床草"的称呼，可见其利水之效。

蒲公英泡水喝，还能辅助去痘痘，对乳腺结节也有改善作用；而慢性肠炎患者、食之过敏者、阴寒证患者不宜食用蒲公英。

三豆汤

清热解暑

排毒降火

三豆汤可清热解暑、排毒降火、健脾利湿、祛痘除痱子，是三伏天全家人都可食用的食谱之一。绿豆、赤小豆都是寒凉之物，脾胃虚寒的人不宜经常喝。黑豆健脾和胃，加入后可中和绿豆、赤小豆的寒性。

季夏祛热饮食

古人将整个夏季分为孟夏、仲夏和季夏，季夏时阳气开始下降，湿气较盛，湿热交蒸，所以季夏是最闷热的时候，饮食莫贪凉，否则会有寒湿之邪、暑湿兼寒的病症。可适当吃些苦瓜、百合等苦味食物，或者青菜、芹菜、冬瓜等清淡食物，还可常食绿豆粥、百合粥、荷叶粥，适当饮一些菊花茶、银花茶、大麦茶和酸梅汤等来清热消暑。

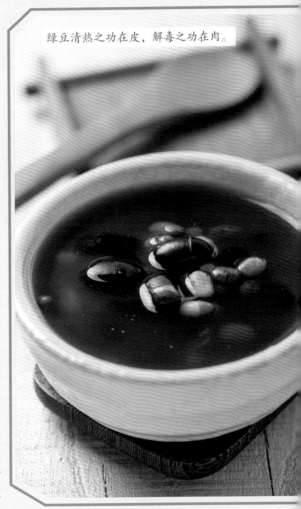

绿豆清热之功在皮，解毒之功在肉。

原料：

绿豆 10 克
赤小豆 10 克
黑豆 10 克
冰糖适量

做法：

将绿豆、赤小豆、黑豆洗净，用冷水泡半小时；三种豆类放入锅内，加适量水，小火焖煮 40 分钟左右，待豆香溢出，豆质变软后，加入冰糖稍煮即可。

老中医说：

三豆用的全是药食同源的食物，很安全。老人、小孩和脾胃虚寒者可以把冰糖换成红糖饮用；消化功能弱者，可加大米煮成粥食用。三豆汤可清热解暑、祛湿，还能缓解高热、感冒症状，但脾胃虚寒者不宜长期饮用。

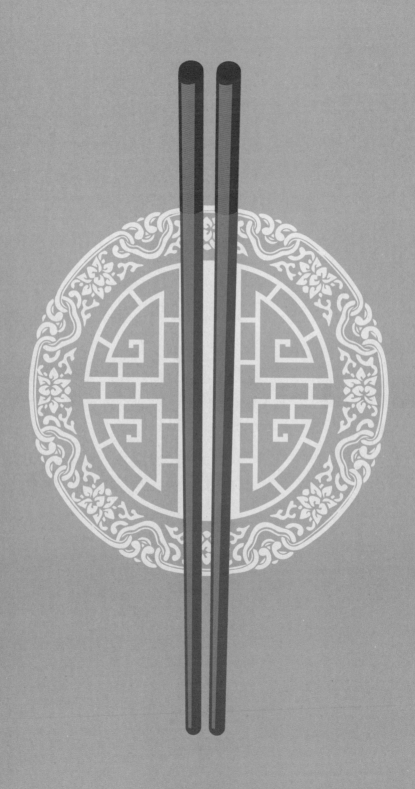

第三章
你的专属药膳

药膳也讲究因人用膳，人的性别、体质和年龄各不相同，使用药膳时也应有所差异。一般来说，儿童身体娇嫩，选择原料不宜大寒大热；；老人多肝肾不足，用药不宜温燥；孕妇恐动胎气，不宜选用活血滑利之品。这些都是在制作药膳的时候需要注意的。

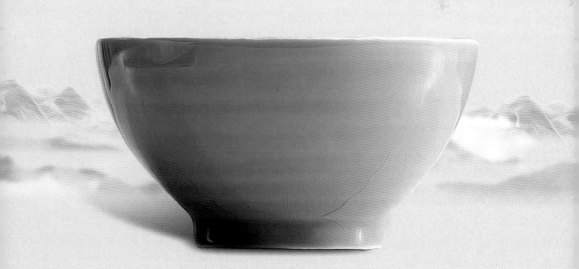

女性调理药膳

山楂减肥茶

此茶适合肥胖者、高脂血症和高血压患者，既降压又开胃，还能减肥消脂。

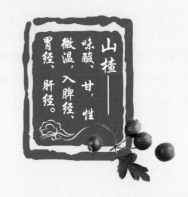

山楂——

味酸、甘，性微温，入脾经、胃经、肝经。

原料：

鲜山楂5克

菊花5克

做法：

把山楂和菊花用开水冲泡，盖上盖子闷5分钟左右即可饮用。

老中医说：

女性爱美，瘦是多数女性追求的目标，饮食调理结合适量运动是正确的减肥方式，而且很多长期久坐的女性还面临着便秘的困扰。这道山楂减肥茶，刚好可以同时解决这两个问题。此外绿豆菊花茶，可排毒养颜，使肌肤光洁，是去痘的妙方；芦荟红茶，可提高细胞活力，加速脂肪分解，减缓皮肤老化，是美白养颜的良方。

平素脾胃虚寒或胃酸者慎用此茶。

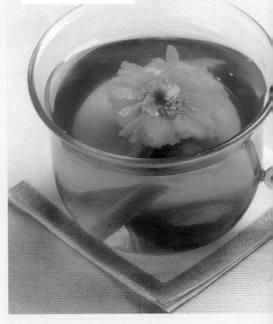

山楂内含有酸性物质，可增加体内酸性成分，促进胃液分泌，促进新陈代谢，消耗多余脂肪，达到减肥瘦身的目的。

泽泻粥

健脾渗湿
利尿消肿

泽泻味甘、淡，性寒，入肾经、膀胱经，有利水渗湿、泄热、化浊降脂之功效。适用于水湿停滞、小便不利、水肿、下焦湿热带下、小便淋涩等。泽泻利水力佳，过度食用有伤阴之可能，更无补阴之效用，故肾虚滑精、无湿热者禁服。

关于泽泻的功效

泽泻不仅有显著的利尿作用，而且对血中胆固醇含量有轻度抑制作用，可减轻动脉粥样硬化的发展。此外，泽泻还有降压、降糖的作用。因此，泽泻煮粥服食，除治疗水肿、小便不利外，对肥胖症、高血压、高脂血症也有一定的缓解作用。

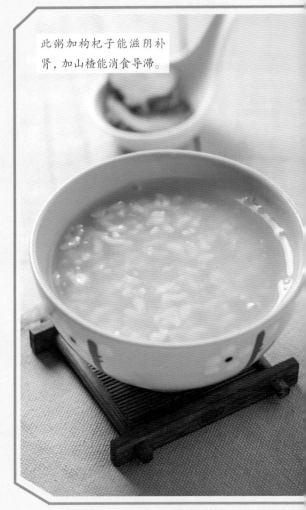

此粥加枸杞子能滋阴补肾，加山楂能消食导滞。

原料：

泽泻 30 克
大米 100 克

做法：

将泽泻、大米分别洗净，泽泻煎汁去渣，和大米一同放入锅中，小火煮成粥食用。

食材小知识：

泽泻的消水肿、化浊降脂功效，非常适合长期在办公室工作的女性，长期久坐会使下半身水肿，常食泽泻粥可缓解下肢水肿。但泽泻中含有泽泻醇类物质，可引起食欲下降，肠鸣增强，大剂量服用后可出现恶心、呕吐、腹痛、腹泻等胃肠疾病以及肝功能异常。

荷叶
山楂薏米饮

可降脂化浊、活血化瘀、
减肥美容、通便助消化。

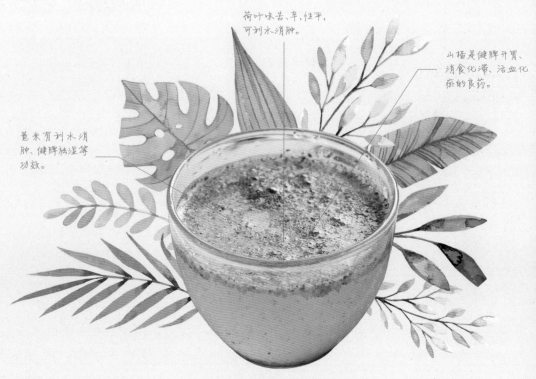

荷叶味苦、辛，性平，
可利水消肿。

山楂是健脾开胃、
消食化滞、活血化
瘀的良药。

薏米有利水消
肿、健脾祛湿等
功效。

此方还可降血压，
适宜高血压人群饮用。

原料及做法

食材易得，
做法简单。

此方另一种制作方式：
将材料放入锅中，
煲 30 分钟后再饮用。

原料：

干荷叶 60 克

山楂干 10 克

薏米 40 克

做法：

将上述所有材料混合共制细末，放入杯中，用沸水冲泡即可饮用。

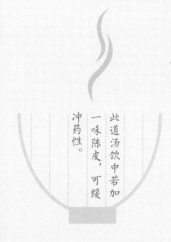

此方陈皮，可缓冲药性。

此道汤饮中若加一味陈皮，可缓冲药性。

此方还可制成茶。茶文化源远流长，生活中也有很多人特别喜欢喝茶，但是喝茶也有讲究，不同种类的茶对人体产生的功效是不同的，建议大家可以根据个人的身体状况选择一些对自身健康有帮助的茶饮。

老中医说

脾胃是气血
生化之源。

气之为用，无所不至，
一有不调，
则无所不病。

女性养生一般注重调理气血，从中医方面来说，人体的气血是从五谷演化而来的，所以通过食疗调养是最佳的选择。气血不足有时会造成血瘀，调理的时候需要注意活血化瘀，川芎、桃仁、红花、山楂等都是活血化瘀的良药。

补气血

女人，
以血为主。

气血充盈，面色红润；
心血亏少，面色苍白。

女性日常保养重在"养血活血，以内养外"，而"活血化瘀，调畅气血"是女人养颜祛斑、美白肌肤的根本。女人想要气血好，宜多吃一些补气血的食物，如红豆、莲藕、菠菜、桑葚、桂圆、大枣、南瓜、黑豆等。还可选择以中药制成的四物汤、八珍汤等来调气补血，但脾胃虚寒者当以调理脾胃为先。

牡丹皮大米粥

此粥有良好的活血化瘀作用，且凉血活血兼备，有凉而不滞、活而不峻的特点，内有瘀血且兼有热象者尤为适宜。

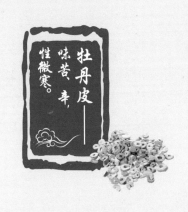

牡丹皮——味苦、辛，性微寒。

原料：

牡丹皮 10 克

大米 100 克

白糖适量

做法：

将牡丹皮洗净，放入锅中，加适量水，水煎取汁去渣。在煎煮汁液中加水及大米煮粥，待粥熟时加白糖调味，再煮一会即成。

药材小知识：

牡丹皮清热凉血宜生用，活血散瘀宜酒炒，止血宜炒炭。牡丹皮泡水是冬季养生中一道不错的饮品，因为牡丹皮活血化瘀、杀菌消炎效果好，所以女性朋友如果出现月经不调、阴道炎等妇科疾病，可以选择用牡丹皮泡水喝，可预防女性提前闭经，还能预防妇科疾病。但血虚有寒者、孕妇及月经过多者慎服。

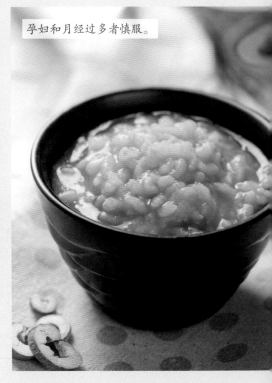

孕妇和月经过多者慎服。

牡丹皮忌与大黄、贝母同食，且具有小量的毒性，不宜过量和长期服用，适度即可。

白芷煲平鱼汤

益气养血
祛湿排脓

白芷性温，味辛，入肺经、大肠经、胃经，可祛风湿、活血排脓、生肌止痛，用于头痛、牙痛、赤白带下、痈疽疮疡、皮肤瘙痒等症。

平鱼有益气养血、补胃益精、滑利关节、柔筋利骨之功效。

白芷泡水喝

开水加上适量的白芷，加盖闷 5~10 分钟就可以直接饮用。白芷泡水喝可以美白祛斑、改善皮肤状态，《本草纲目》中记载，白芷可"长肌肤、润泽脸色，可作面脂"。常用白芷泡水喝，人能散发出白芷的芳香气味，但是白芷含有光敏性成分，会导致面部长黑斑，已被禁止在化妆品中添加。另外，白芷还能舒缓疲劳、缓解压力。

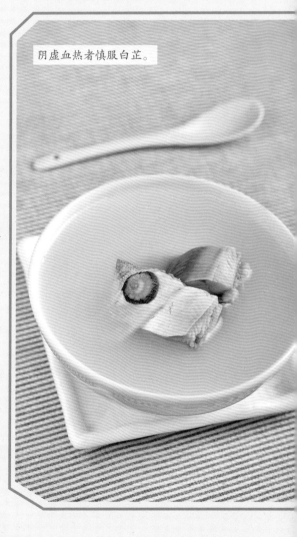

阴虚血热者慎服白芷。

原料：

白芷 10 克
鸡蛋 1 个
平鱼 1 条
姜片、胡椒粉、水淀粉、料酒、香油、盐各适量

做法：

鸡蛋取蛋清；平鱼处理干净切块，用蛋清、胡椒粉、水淀粉、料酒、盐抓匀腌制 30 分钟。白芷和姜片放入汤锅中，大火煮沸，接着放入平鱼煮熟，加盐调味，最后淋上香油即可。

药材小知识：

纯正的白芷，除了具有解热、镇痛、抗炎等作用外，还能改善局部血液循环，消除色素在组织中过度堆积，促进细胞新陈代谢，可美白肌肤、淡化斑点，是女性朋友美颜的佳品。但阴虚血热者慎服。

男性壮阳药膳

鹿茸枸杞子乌鸡汤

此汤可补肾益肝、壮阳祛寒、补益气血，适用于肾阳虚或肾经不足引起的腰膝酸软、夜尿频多等症。

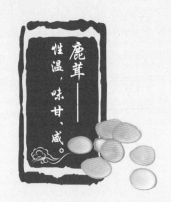

鹿茸——性温，味甘、咸。

原料：

鹿茸 5 克
乌鸡 1 只
枸杞子 6 克
大枣 2 颗
姜、盐各适量

做法：

乌鸡洗净斩块，开水氽 5 分钟，去血水捞出洗净；枸杞子、鹿茸分别洗净；大枣洗净去核；姜切片。将上述材料放入瓦罐内，加适量水，盖上盖子，隔水炖 4 小时，加盐调味即可。

食材小知识：

鹿茸，是指梅花鹿或马鹿的雄鹿未骨化而带茸毛的幼角，是一种名贵药材，温而不燥，可提高机体功能，被称为"补阳第一药"。明代医家李时珍在《本草纲目》中称鹿茸"善于补肾壮阳、生精益血、补髓健骨"。阴虚阳亢者忌食，上焦有痰热、胃里有火或吐血下血者忌食。

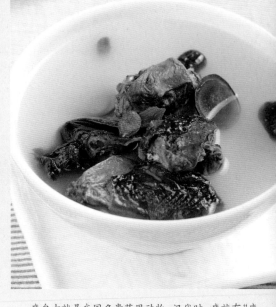

用鹿茸、枸杞子、人参泡酒，能益气安神、生津补血。

鹿自古就是我国名贵药用动物。汉代时，鹿就有"鹿神百宝"的说法，《本草纲目》记载鹿茸、鹿角、鹿角霜、鹿血、鹿尾、鹿肾、鹿筋、鹿骨等都可入药。

肉苁蓉枸杞子茶

补肾壮阳

益髓填精

此茶对肾阳不足所致的阳痿、早泄有辅助治疗作用。

肉苁蓉味甘、咸，性温，归肾经、大肠经，具有补肾助阳、润肠通便的功效。

制首乌可补肾填精、养肝安神、强筋骨、固肾乌须。

原料：

肉苁蓉 10 克

制首乌 5 克

枸杞子 6 克

做法：

肉苁蓉、制首乌、枸杞子分别洗净。将三味药用水煎煮 2 次，分早、中、晚服用。

食材小知识：

肉苁蓉可治男子阳痿，女子不孕、带下、血崩，腰膝冷痛、血枯、便秘等，所以男女皆可食用。此外，肉苁蓉还有提高免疫力、抗衰老、保护肝脏和心脑血管的作用，长期食用可增加体力和耐力，并能抵抗疲劳，具有"沙漠人参"的美誉，但胃弱、便溏、相火旺者忌食。

肉苁蓉和锁阳的区别

肉苁蓉和锁阳都具有补肾壮阳的作用，二者的外形也比较像，因此很多人会搞混。从颜色来看，肉苁蓉颜色较深，为深褐色，而锁阳是红褐色。从药效来看，肉苁蓉性温，不会燥热，可以长期服用；而锁阳的补益之效较强，益精能力较大，所以不能长期服用，只适合短时间内服用。

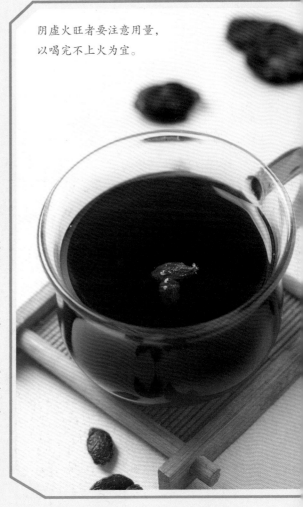

阴虚火旺者要注意用量，以喝完不上火为宜。

锁阳
羊肉汤

补益肝肾、调理冲任，
适用于阳痿、遗精、
腰膝酸软、冷痛等肾阳虚症。

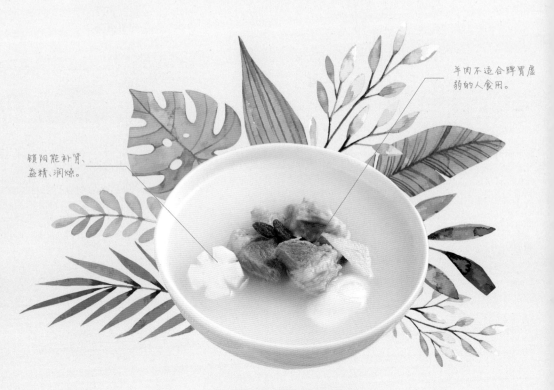

羊肉不适合脾胃虚
弱的人食用。

锁阳能补肾、
益精、润燥。

锁阳不可长期食用。

原料及做法

锁阳炖羊肉，
补肾又壮阳。

锁阳生长于荒漠草原，
有"不老药"的美称。

原料：
锁阳 15 克　　羊肉 100 克
香油、姜、盐各适量

做法：
　　锁阳洗净；姜洗净切片；羊肉切片用开水氽 3 分钟，去血水，捞出洗净。羊肉、锁阳和姜片放入砂锅中，加入适量水，大火煮沸转小火煲 2 小时，加盐调味，最后淋上香油即可。

老中医说

阳虚也可以由
气虚发展而来。

阴损及阳，
阳虚则寒。

　　药膳养生应以调养气、血、阴、阳为纲，需辨证施治。一般来说，进补主要是为了调治偏虚的体质或虚证，以达到预防保健、防病延寿，或辅助药力、促进康复的功效。

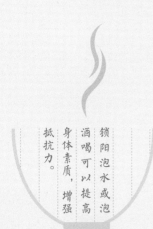

锁阳泡水或泡酒喝可以提高身体素质，增强抵抗力。

　　《黄帝内经》中指出："生之本，本于阴阳。"意思是说，生命的根本必须建立在自然阴阳变化的基础上。有阴阳互相的作用和平衡，才能保证机体的健康和正常运转，当身体缺阳气的时候，就需要有意识地去补阳。

此道锁阳羊肉汤，就是针对具体病症进行调养，可以缓解病情，促进其康复。

温补阳气

十男九虚。

肾阳虚是因伤于寒、
失于养、消耗多导致的。

　　补阳药膳主要是为了治疗阳虚证，原理是温补阳气。阳虚主要是肾阳虚，临床表现为腰膝酸软、下肢软弱、畏寒肢冷、阳痿、早泄、小便频数等。常用的补阳中药材有鹿茸、淫羊藿、锁阳、仙茅、补骨脂等；补阳食物有牡蛎、韭菜、板栗、泥鳅、羊肾、驴肉、鹌鹑蛋等。日常的预防调养要做到保持身体温暖，避免受寒；调理饮食，戒烟戒酒；作息规律，劳逸结合；保持心情舒畅，少烦忧。

杜仲腰花

杜仲可补肝肾、壮腰膝、强筋骨，用于治疗肾阳虚引起的腰腿痛或酸软无力，湿热下注引起的阴囊湿痒等症。

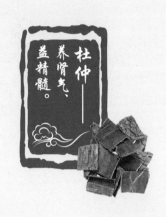

杜仲——养肾气、益精髓。

原料：

杜仲12克
猪腰1对
葱段、姜片、盐各适量

做法：

杜仲水煎取汁液；猪腰洗净、去内膜，切成腰花。油锅烧至七成热，放入葱段、姜片炝锅，加入杜仲汁液，再放入腰花爆炒至熟，最后加盐调味即可。

老中医说：

中医讲究以脏补脏，因此吃腰花可以滋补肾脏。猪腰花是猪肾脏的俗称，有滋肾利水的作用，男性食之可补肾壮阳。但阴虚火旺者和高胆固醇血症患者应慎食。

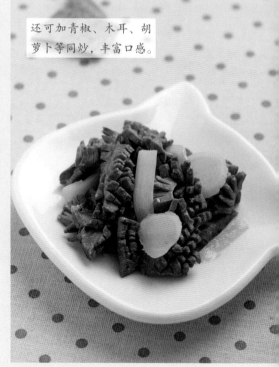

还可加青椒、木耳、胡萝卜等同炒，丰富口感。

杜仲和腰花还可煲汤，再搭配鸡血藤、桑寄生等中药材，可补益肝肾、强腰壮骨。

墨鱼补肾汤

补肾壮阳
益气健脾

墨鱼富含蛋白质和微量元素，有养血滋阴、益胃补肾、祛瘀止痛的作用。男性食用墨鱼，可补肾填精，改善遗精、滑精等症状。

补阳和壮阳的区别

补阳不同于壮阳。补阳主要是调节体质，若出现畏寒怕冷、手脚发凉、神疲嗜睡、肢体关节冷痛等虚寒病时应补阳；而壮阳更集中在对性功能方面的调节，比如出现了阳痿、滑精、小便频繁、腰膝酸痛等由于精气虚耗导致的病症时要壮阳。

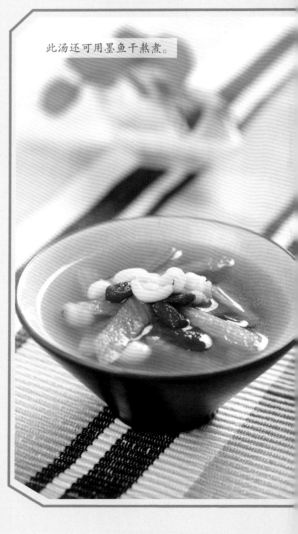

此汤还可用墨鱼干熬煮。

原料：
墨鱼 1 条
枸杞子 15 克
山药 30 克
骨汤 800 毫升
盐适量

做法：
　　将墨鱼宰杀，洗净取肉，切条块，氽水沥干待用；山药去皮，切条，与枸杞子一起放入锅中，加入骨汤，煮 3 分钟后，再放入墨鱼煮 3 分钟，最后加盐调味即可。

食材小知识：
　　墨鱼又称乌贼鱼、花枝目鱼等，不仅味美，还可入药，男性吃了可改善肾虚症状。但是食用墨鱼还有一些注意事项，如脾胃虚寒者不能多食墨鱼；高血压、高脂血症、糖尿病、湿疹、痛风等患者，应忌食墨鱼。

中老年养生药膳

花胶茯苓母鸡汤

花胶是「八珍」之一，素有「海洋人参」之誉，可补肾益精、滋养筋脉，能治疗肾虚滑精。

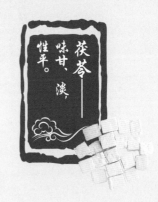

茯苓——味甘、淡，性平。

原料：

老母鸡 100 克
花胶 15 克
茯苓 15 克
山药 20 克
枸杞子 6 克
蜜枣 2 颗
盐适量

做法：

花胶用冷水提前浸泡 12 小时，泡开后切小块；老母鸡洗净，切块；山药去皮，切块；枸杞子、茯苓洗净。锅中加水烧沸，放入鸡块和花胶烫一下，再放入炖盅里，加入山药块、枸杞子、茯苓和蜜枣，加适量水，慢炖 4 小时，炖至鸡肉熟烂，最后放盐调味即可。

食材小知识：

花胶即鱼鳔，是各类鱼鳔的干制品，含有丰富的胶原蛋白，具有滋阴养颜、补肾、强壮机体的作用，是一种养颜滋补品，温而不燥，男女老少均可食用。但是女性经期最好不要食用。对蛋白质过敏的人群要少食。

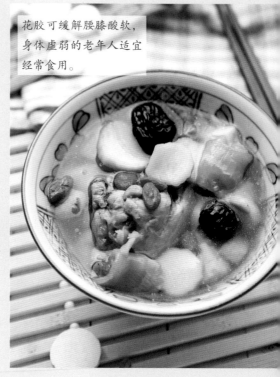

花胶可缓解腰膝酸软，身体虚弱的老年人适宜经常食用。

此汤温补作用极佳，适合体质虚弱的人食用，多喝鸡汤能提高自身免疫力，从而预防流感。

莲子百合瘦肉汤

此汤养心神、益肾气，健脾胃，有润肺、安神、美容的功效。
莲子可以滋养补虚、强心安神、降血压、清心祛斑。
百合有润肺止咳、宁心安神、美容养颜的功效。

养心安神
防癌抗癌

原料：
莲子 50 克
百合 20 克
猪瘦肉 100 克
高汤 600 毫升
姜片、盐、淀粉、料酒各适量

做法：
猪瘦肉切薄片，加淀粉、料酒抓匀腌制 15 分钟；百合洗净掰成小片；莲子去心泡发。砂锅中放入高汤、姜片、莲子，大火烧开后转小火煮到莲子变软，放入猪瘦肉大火煮 10 分钟，加百合再煮 2 分钟，最后加盐调味即可。

食材小知识：
莲子是老少皆宜的滋补品，但便秘燥热者应少食。

中老年人补肾的其他方法

除了中医食疗补肾外，中老年人补肾还应分清"肾阴虚"和"肾阳虚"，要根据不同的症状来调理；其次是保暖，肾经起源于足底，因此要给足部足够的保暖；还要保持良好的睡眠，过分熬夜、过度疲劳会伤身伤肾；还可按摩涌泉、太溪、关元三大穴位补益肾气、固精护肾。

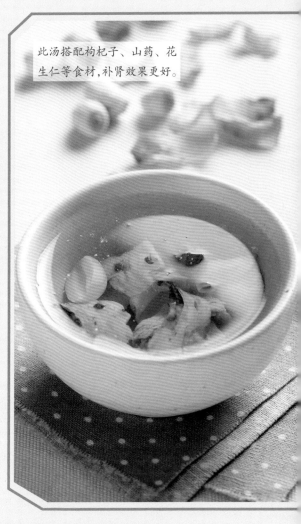
此汤搭配枸杞子、山药、花生仁等食材，补肾效果更好。

茯苓
大枣小米粥

健脾消食、增强免疫力、
美容养颜。

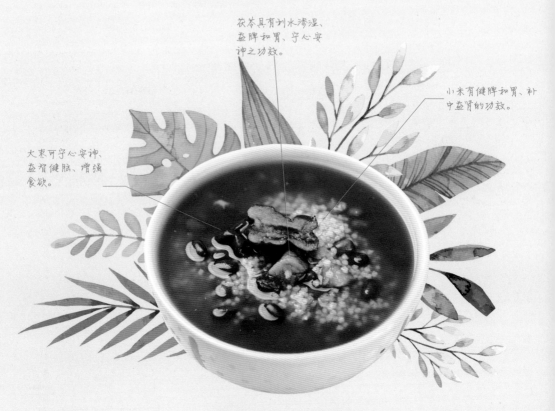

茯苓具有利水渗湿、
益脾和胃、宁心安
神之功效。

小米有健脾和胃、补
中益肾的功效。

大枣可宁心安神、
益智健脑、增强
食欲。

食用时可不用调味。

原料及做法

操作简单，
取材方便。

男女老少皆宜，
可根据不同体质，
不同病症随时调整食材。

原料：

茯苓 10 克　　赤小豆 5 克
芡实 10 克　　小米 50 克
大枣 15 克

做法：

准备好所有材料，洗净，然后一同放入锅内，加入适量水，小火慢煮至熟即可。

老中医说

调脾胃，
防病养生。

肾精日衰、
赖水谷精微充养，
以后天补先天。

药膳既不同于一般的中药方剂，又有别于普通饮食，兼具药物功效和食品美味，尤其对于中老年人来说，可以在享受美食的同时，滋补身体，预防和治疗疾病。中老年人要注重调理脾胃，使中土（脾胃属土，在中央，故称"中土"）强健，水谷精微流灌全身，精血得以充养，达到长寿保健的目的，食用当归、茯苓、人参、白术、陈皮、生姜、香附子等都有此功效。

饮食养生

饮食上讲究
多样化。

生活上进行规律锻炼，
保持心情舒畅。

中老年人饮食以谷类为主，要合理搭配饮食，均衡营养。谷物的营养物质全面，碳水化合物丰富，可以为身体提供热量。要多吃蔬菜、水果以及薯类，水果富含葡萄糖、果糖、柠檬酸以及果胶等，还有膳食纤维，可以加快肠道蠕动，避免致癌物质影响肠黏膜，预防消化道肿瘤疾病。中老年人特别容易缺钙，日常要多吃奶类、豆类和豆制品等，因为其含丰富钙质，可以为中老年人补充钙。

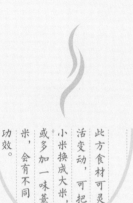

此方食材可灵活变动，可把小米换成大米，或多加一味薏米，会有不同功效。

煮粥是药膳的一种常见的制作方法，《本草纲目》中曰："年过四十，长寿者，每日起，食粥一大碗，空腹虚，谷气便作、所补不细，又极柔腻，与肠胃相得，最为饮食之妙也。"

枸杞子甲鱼汤

甲鱼不仅肉味鲜美、营养丰富，还有清热养阴、平肝息风、软坚散结的功效。

女贞子可补肝肾、强腰膝。

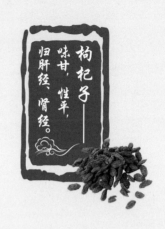

枸杞子——
味甘，性平，
归肝经、肾经。

原料：

甲鱼 1 只
枸杞子 10 克
女贞子 10 克
葱段、盐各适量

做法：

将甲鱼宰杀，去除内脏后洗净，将头、脖、四肢分开。枸杞子、女贞子洗净，和甲鱼一同放入砂锅中，加入水和葱段，大火煮沸后转小火煲 1 小时，加入盐调味即可。

老中医说：

甲鱼富含蛋白质和不饱和脂肪酸，中老年人适量食用，可以加快新陈代谢，预防心脑血管疾病。甲鱼较佳食用方式是做成甲鱼汤，可搭配适量的西洋参、人参、大枣等滋补食材，有更强的滋补功效。消化功能代谢异常的老年人尽量不要食用甲鱼，以免引起胃肠道代谢紊乱，从而引发疾病。女性经期不宜食用甲鱼，肝炎患者不宜食用甲鱼。

这道药膳适用于因肝肾阴虚导致的四肢无力、腰酸背痛等症。

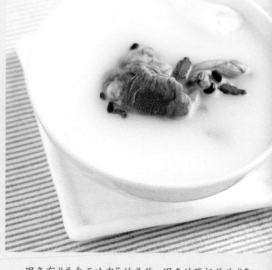

甲鱼有"美食五味肉"的美称。甲鱼的腹板称为"龟板"，又名龟胶、龟甲胶、龟板膏等，是名贵的中药，可以滋阴降火、补肾健骨、补血止血。

天麻鱼头汤

延缓衰老

健脑强身

天麻是一种名贵的中药材，对于头痛眩晕、神经衰弱、破伤风等都很有效果。

中老年养生建议

中老年养生首先要在饮食上注意，饮食应清淡，做到少油、少盐、少糖，多吃谷类、蔬菜、水果、奶类、鱼类食物，既能保证营养，又能促进消化；其次，要加强体育锻炼，多参加户外活动，增强体质；再次，作息要有规律，早睡早起，保证充足睡眠；最后，要丰富精神文化生活，保持心情愉快、平和。

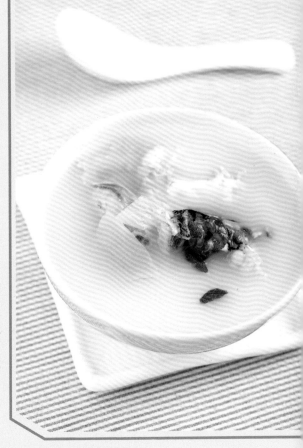

天麻用量一定要注意，不可过量。

原料：

胖头鱼鱼头1个

天麻20克

枸杞子15克

姜片、料酒、盐各适量

做法：

将胖头鱼鱼头处理干净，在颈肉两边各划两刀，抹上盐和料酒腌制一会儿；天麻和枸杞子用温水浸泡10分钟。锅中放油烧热，放入姜片和鱼头，鱼头煎至两面金黄，添加适量水，放入天麻和枸杞子，大火煮沸转小火煲30分钟，加盐调味即可。

老中医说：

鱼头肉质细嫩，含丰富的不饱和脂肪酸，常吃鱼头不仅可以健脑，还可延缓衰老。天麻具有益气定惊、镇痛养肝、祛风湿、强筋骨等功效。

儿童成长药膳

黄豆芝麻煲脊骨汤

黄豆中蛋白质的含量不仅高，而且质量好，容易被人体消化吸收。

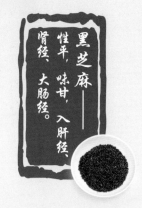

黑芝麻——

性平，味甘，入肝经、肾经、大肠经。

原料：

猪脊骨 300 克

黄豆 50 克

黑芝麻 6 克

姜、料酒、盐、醋各适量

做法：

将猪脊骨斩块，氽烫洗净；黄豆用温水泡 2 小时；黑芝麻炒香；姜切片。猪脊骨、黄豆和姜片放入砂锅中，加适量水和料酒，大火煮沸后转小火煲 2 小时，加盐和醋调味，最后撒上黑芝麻即可。

老中医说：

这道汤膳中的猪脊骨中含有大量骨髓，能及时补充人体所必需的骨胶原等物质，增强骨髓造血功能，有助于骨骼的生长发育，而黄豆富含蛋白质，黑芝麻的补钙效果好。

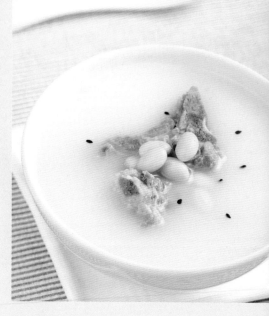

不能只喝汤，要连汤带肉一起吃。

儿童宜补充营养促成长

儿童脏腑娇嫩、形气未充，生长发育的速度快，此时对营养物质的需求更加迫切，故要保证儿童摄取足够的营养，以促进发育。饮食上食物应丰富多样，尤其要多喝奶补充营养，多吃蔬菜、水果补充维生素。多参加户外运动，锻炼身体。同时也要保证充足的睡眠，促进生长发育。

素烧三宝

润肠通便

消积下气

胡萝卜味甘，性微凉，可清热解毒、润肠通便。山药味甘，性平，可补气养阴，为药食两用食材。莴笋可开通疏利、消积下气、利尿、宽肠通便、强壮机体。

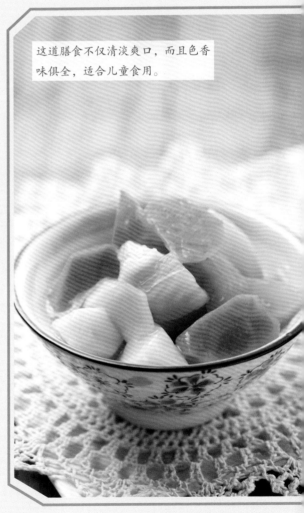

这道膳食不仅清淡爽口，而且色香味俱全，适合儿童食用。

原料：

山药 50 克
胡萝卜 50 克
莴笋 50 克
蒜、盐各适量

做法：

山药、胡萝卜、莴笋分别去皮洗净切块；蒜剥好洗净切片。锅置火上，放油烧热，加蒜爆香，再放入山药块、胡萝卜块和莴笋块，炒一会儿再放入盐调味即可。

老中医说：

莴笋不仅好吃，而且含有丰富的磷与钙，有促进骨骼发育、促进牙齿生长以及预防佝偻病的作用。胡萝卜中含有胡萝卜素，儿童多吃可以养肝明目，并且能预防夜盲症、增强免疫力。但皮肤病患者应少食胡萝卜。

山药五彩虾

虾富含蛋白质、钾、碘、镁、磷等微量元素和维生素A，对儿童发育很有益处。

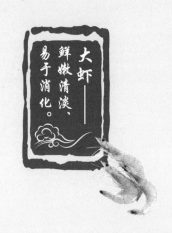

大虾——鲜嫩清淡，易于消化。

原料：

山药 50 克

大虾 100 克

胡萝卜 30 克

柿子椒 20 克

盐适量

做法：

将胡萝卜、山药去皮洗净切成条；柿子椒洗净切条；大虾去虾线洗净备用。热锅放油，先放入胡萝卜、山药、柿子椒翻炒一下，再加入大虾同炒，最后放盐翻炒均匀，盛出即可。

老中医说：

儿童吃虾大有益处，一是可以促进脑细胞发育，虾含有丰富的氨基酸，对儿童脑部细胞的发育和滋养有很好的效果；二是可增强免疫力，虾中丰富的氨基酸易被吸收，具有补充营养、增强免疫力的作用。

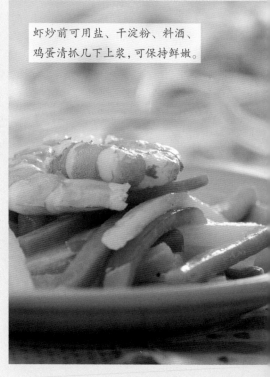

虾炒前可用盐、干淀粉、料酒、鸡蛋清抓几下上浆，可保持鲜嫩。

虾虽好吃，但也不能多吃，每天吃100克左右就够了。吃虾时也要注意，不能和葡萄、石榴、山楂、柿子等含有鞣酸的水果同食，因为鞣酸会和钙离子结合，刺激肠胃，从而出现恶心、呕吐、腹痛等症状。

黑芝麻核桃仁粥

此粥可补脾和胃、健脑益智、滋补润肠。黑芝麻具有补肝肾、滋五脏、益精血、润肠燥等功效。核桃仁中含有较多的蛋白质和人体必需的不饱和脂肪酸，是对人体有益的坚果类食品之一。

黑芝麻

含钙量高

原料：

黑芝麻 20 克
核桃仁 30 克
大米 100 克
白糖适量

做法：

　　黑芝麻和核桃仁分别洗净；大米洗净，浸泡 30 分钟。锅内放入大米和适量水，大火煮沸后改小火，放入核桃仁和黑芝麻，小火将粥煮至略稠，加白糖调味即可。

食材小知识：

　　核桃仁的健脑功效众所周知，因此核桃成为补脑食品的首选，也是很多家长给孩子的必备营养品之一，核桃粉、核桃奶、核桃露、核桃仁等都是比较受孩子欢迎的常见的补脑食品。因为核桃含有丰富的 B 族维生素和维生素 E，有助于恢复精神和体力，还有健脑补脑的功效。

儿童饮食保健

　　儿童饮食保健主要体现在两个方面，一是食养，所谓"无病强身"，科学的饮食搭配，可以让儿童在体格、体力、精神、智力和抵抗力等方面都能保持较佳状态，从而促进其生长发育；二是食疗，就是用具有药物疗效的膳食，来祛邪扶正，达到防治儿童疾病的目的。要纠正儿童偏食挑食的不良饮食习惯，尽量少吃肥肉、油炸食品、腌制食品等，做到粗细搭配，饮食多样化。

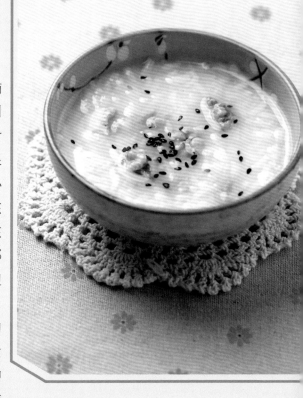

此粥还可加一些腰果或杏仁，口感更丰富，营养更全面。

图书在版编目（CIP）数据

老中医四季药膳 / 武建设主编 . — 南京：江苏凤凰科学
技术出版社，2019.8（2025.1 重印）
（汉竹·健康爱家系列）
ISBN 978-7-5713-0359-4

Ⅰ．①老… Ⅱ．①武… Ⅲ．①食物养生 – 药膳
Ⅳ．① R247.1 ② TS972.161

中国版本图书馆 CIP 数据核字 (2019) 第 100753 号

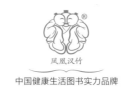

中国健康生活图书实力品牌

老中医四季药膳

主　　　编	武建设	
编　　著	汉　竹	
责 任 编 辑	刘玉锋　黄翠香	
特 邀 编 辑	杨晓晔　张　冉　蒋静丽	
责 任 校 对	仲　敏	
责 任 监 制	刘文洋	

出 版 发 行	江苏凤凰科学技术出版社
出版社地址	南京市湖南路 1 号 A 楼，邮编：210009
出版社网址	http://www.pspress.cn
印　　刷	南京新世纪联盟印务有限公司

开　　本	720 mm×1 000 mm　1/16
印　　张	11
字　　数	200 000
版　　次	2019 年 8 月第 1 版
印　　次	2025 年 1 月第 15 次印刷

标 准 书 号	ISBN 978-7-5713-0359-4
定　　价	36.00 元（附赠：四季养生视频）

图书如有印装质量问题，可向我社印务部调换。